L'IGNIPUNCTURE

DE SES DIFFÉRENTS EMPLOIS

DE SON INDICATION SPÉCIALE

DANS LES TUMEURS BLANCHES

PAR

Le Dr Paul TRAPENARD.

PARIS

ADRIEN DELAHAYE, LIBRAIRE-ÉDITEUR

PLACE DE L'ÉCOLE-DE-MÉDECINE

1873

L'IGNIPUNCTURE

DE SES DIFFÉRENTS EMPLOIS

DE SON INDICATION SPÉCIALE

DANS LES TUMEURS BLANCHES

PAR

Le Dr Paul TRAPENARD.

PARIS

ADRIEN DELAHAYE, LIBRAIRE-ÉDITEUR

PLACE DE L'ÉCOLE-DE-MÉDECINE

1873

L'IGNIPUNCTURE

DE SES DIFFÉRENTS EMPLOIS.

De son indication spéciale dans les tumeurs blanches.

> « Quod remedium non sanat, ferrum sanat; quod ferrum non sanat, ignis sanat; quod ignis non sanat, insanabile dici debet.»
> HIPPOCRATE, *Aphorismes.*

AVANT-PROPOS

En commençant ce travail qui, s'il n'a d'autre mérite, aura du moins celui de la nouveauté, nous nous plaisons à en offrir le respectueux hommage à M. le professeur Richet ; il est incontestablement l'inventeur de la nouvelle méthode thérapeutique, trop peu répandue encore, dont nous allons essayer de faire connaître les excellents résultats pratiques.

Pendant notre externat à l'hôpital des Cliniques sous la direction de ce savant maître, nous avons vu défiler, sous nos yeux, un grand nombre de malades qui, grâce à l'ignipuncture, sortaient avec l'espoir fondé d'une guérison prochaine ; ou, tout au moins, se trouvaient dans une position singulièrement améliorée. Malheureusement, n'ayant pas encore l'idée d'écrire un jour sur ce sujet, nos observations d'alors ressemblaient trop à de simples notes ; et plusieurs de celles que nous avons recueillies récemment sont incomplètes, parce que les malades, objets de ces observations, se trouvent encore en traitement.

Du reste, traitant une question neuve, c'était nous condamner, d'une façon certaine, à laisser notre tâche imparfaite. Cette idée ne nous a, cependant pas arrêté ; persuadé qu'il serait fort utile d'appeler l'attention des praticiens sur une méthode curative d'une irrécusable importance, et qui ne sera pas un de ces moyens dont l'application efficace dépend, surtout, de l'habileté et de l'habitude de l'opérateur.

Si dans cet opuscule se glissent des erreurs et des lacunes ; ceux qui viendront après nous redresseront les unes, combleront les autres, se placeront à un point de vue plus théorique ; et, appelant à leur aide la pathologie expérimentale, par des expériences sur les animaux, par exemple, fourniront sur les effets de l'ignipuncture dans les divers éléments anatomiques, des données vraiment scientifiques remplaçant, avec avantage, nos hypothèses. Loin de nous la prétention qui consisterait à présenter cet écrit comme le premier et le dernier mot dit sur la question ; il doit être considéré comme le point de départ de recherches nouvelles.

Par avance, nous nous déclarons largement récompensé si, tout indigne de lui qu'est ce travail, le chirurgien éminent dont, pendant cinq années, nous avons suivi les leçons avec une religieuse exactitude, tenant compte de nos efforts et ne se départant pas de sa bienveillance accoutumée, veut bien lui faire bon accueil et nous pardonner sa briè- veté, ses imperfections.

Nos emprunts à ses publications lui paraîtront, peut-être, trop multipliés et trop serviles ; mais, d'une part, le citer à chaque fois serait placer son nom à chaque ligne ; d'autre part, nos connais- sances sur cette matière difficile sont limitées, et c'est aux bonnes sources qu'il convient de puiser.

INTRODUCTION.

Depuis les temps les plus reculés, on a discuté
sur les avantages et les inconvénients de la cautérisation. L'épigraphe que nous avons placée en tête
de notre travail en est la preuve. Hippocrate en
faisait son corps de réserve : *Quod ferrum non sanat
ignis sanat*, et même le considérait comme sa dernière ressource : *Quod ignis non sanat, insanibile dici
debet.* Les autres grands médecins de l'antiquité,
dont les écrits sont parvenus jusqu'à nous, ne pa-
raissent point avoir eu d'idées bien nettes sur la
nature des maladies articulaires, et néanmoins
l'observation les avait conduits à tirer bon parti du
cautère dans ces affections redoutables. Celse
(*Traité de médecine*, traduction de Chaâles des
Etangs. Paris, 1846, livre VI, page 118), dit que
l'emploi du fer rouge est indiqué dans les coxalgies
et les tumeurs du genou. Il ajoute même que ce
moyen seul procure de bons résultats.

Les chirurgiens timorés de notre époque préten-
dront sans doute que les auteurs précédemment
cités triomphaient, pour me servir de l'expression
de Celse, en cautérisant, comme on le fait généralement aujourd'hui, d'une façon superficielle, en se
gardant bien d'aller au-delà des téguments. Ils traitent presque de téméraire celui qui ose porter le
feu jusque dans les articulations et l'épaisseur des
os. Qu'ils consul'ent Gallien, et leurs scrupules di-

minueront. Celui-ci enfonçait le fer rouge profondément dans les tumeurs articulaires pour dessécher les mucosités (*quod mucosum est absumatur*) et corriger la laxité de la peau et des ligaments.

Asclépiades, Paul d'Egine, Cœlius Aurelianus, etc., imitent la pratique de leurs prédécesseurs.

Les Arabes n'ont ajouté que peu de chose à ce ce que leur avait légué la chirurgie grecque; toutefois, dans la pratique traditionnelle, il n'y a pas de solution complète de continuité, et, après Rhazès et Avicenne, Albucasis, suivant d'autres Abulcasis, agit hardiment avec le feu sur les articulations malades, trop hardiment peut-être. Il cautérise l'épaule, *in dislocatione humeri*, et la hanche dans les affections analogues. On trouve un long chapitre sur la forme des cautères à employer, sur l'étendue et le nombre des points à cautériser, sur les dangers qu'il faut éviter en poursuivant la douleur avec le cautère.

Dans le moyen âge, tout est confusion et obscurité.

Arrivent les Arabistes, et reparaissent les idées des Arabes. Dans son traité des *Apostèmes des membres*, Guy de Chauliac, en particulier, parle de la carie des os, de l'apostème du genou, et ajoute :

« Quand les os sont cariés et corrompus, il faut les cautériser. »

Fabricius Hildanus, dans le livre XI, partie 1re, chap. cvi, regarde la cautérisation, dans la douleur du genou, comme très-efficace, et, selon lui, la raison de cette efficacité, c'est que, non-seulement elle dessèche les mucosités, mais encore elle resserre la peau, de telle sorte que les os sont rapprochés, et l'ensemble de l'article solidifié.

Jusque-là la cautérisation allant d'âge en âge, avait eu une marche presque constamment triomphale, quand survint Ambroise Paré. Celui-ci remplaça l'huile bouillante par le cérat dans le pansement des plaies, rejeta le cautère, et ouvrit la porte à l'infection purulente.

Heureusement, tous ne subirent pas les lois de ce maître illustre.

Fabrice d'Aquapendente, ce génie si éminemment observateur et pratique, intitule un chapitre : *Dela Cautérisation des jointures.*

Pour remédier à la douleur, au relâchement, et aussi pour *évacuer les liquides*, il ne connaît rien d'aussi efficace que la cautérisation de la jointure. « Aussi, dit-il, Hippocrate, père de la médecine, tout plein d'autres anciens et moy, l'avons toujours fait avec succès. » (Page 831, édition 1674.)

Il veut que dans le « déboîtement de jointure occasionné par humeur », l'on pratique la cautérisation du côté où l'os tend à s'échapper; fermement convaincu que c'est l'action resserrante du feu qui remet et maintient les os en place.

Marc-Aurèle Séverin est du camp de Fabrice d'Aquapendente, et lutte énergiquement contre les partisans d'Ambroise Paré; ses efforts sont vains, et, après lui, c'est-à-dire au commencement du dernier siècle, les détracteurs de la cautérisation règnent en maîtres, du moins chez nous. Dionis, montrant à ses élèves diverses formes de cautère actuel, s'exprimait ainsi : « Vous pouvez juger par ceux-ci de tous les autres, qui ne diffèrent qu'en figure, et qui ne sont pas moins cruels. Je ne vois plus aucun chirurgien qui les mette en usage ; et si je les ai fait graver, c'est plutôt pour vous en donner de l'horreur que pour vous conseiller de vous en servir. »

Cependant, en 1751, de Lafaye écrivait dans ses *principes de chirurgie*, 5me édition, page 201 : « les anciens faisaient peut-être un usage trop fréquent du cautère actuel, les modernes, au contraire, le négligent un peu trop. »

En 1753, l'Académie de médecine mentionnait honorablement le mémoire de Louis sur l'usage du feu. Mais, grâce aux efforts de Pouteau qui vante la cautérisation dans ses *Mélanges de chirurgie* (1760), et dans ses *Œuvres posthumes*, dans lesquelles on trouve un long mémoire sur les *Avantages du feu* (1783), grâce aussi aux efforts de Percy dont la *Pyrotechnie chirurgicale* fut couronnée par l'Académie; à ceux de Dupuytren, de Larrey; ce moyen héroïque est désormais acquis à la chirurgie. Il n'en restait pas moins quelques rares détracteurs, Malgaigne etait du nombre. A propos d'une discussion à l'Académie de médecine sur les applications révulsives, il prit Larrey à partie et le traita durement; le représenta même marchant superbement en inquisiteur dans ses salles, toujours précédé ou suivi d'un chariot sur lequel étaient disposés des fourneaux sans cesse en activité. Ces pointes d'ironie ne guérirent point Larrey, elles nuisirent à Malgaigne. Le réquisitoire fut oublié, et la cautérisation se releva facilement des atteintes d'un tel maître, homme de cabinet avant tout; trop dominé parfois par la vivacité de son imagination.

La guerre malheureuse entreprise par cet habile chirurgien contre la cautérisation, n'eut pour résultat que d'étendre les possessions de cette dernière. L'acupuncture fut empruntée aux Chinois, l'électro-puncture se montra avec éclat, et l'aquapuncture fit son entrée dans le monde.

Enfin, voici venir l'ignipuncture! Ne point confondre avec la cautérisation ponctuée qui fait depuis si longtemps son chemin dans la pratique. L'ignipuncture a des prétentions plus pénétrantes.

Qu'est-ce que l'ignipuncture et comment M. Richet en a-t-il eu l'idée?

HISTORIQUE.

Jusqu'à M. Richet la cautérisation, qu'elle fût inhérente, transcurrente ou objective, avait été seulement destructive ou révulsive.

A. *Effet destructif.* Dans ce cas on veut détruire, on a l'intention d'agir sur les tissus pour annihiler par exemple les dangereux effets d'un venin ou d'un virus inoculé pour modifier des ulcères fongueux utérins, suivant la louable pratique de Jobert de Lamballe; pour lutter contre la pourriture d'hôpital, pour anéantir les fongosités exubérantes en général.

Jadis cette cautérisation consistait uniquement à appliquer un cautère très fortement chauffé sur une partie que l'on désirait profondément désorganiser. Les cautères avaient des formes différentes suivant la variété des besoins : Tels étaient les cautères, « en roseau, conique, cultellaire ou en ron- « dache, circulaire, ou nummulaire, olivaire droit, « olivaire courbe, etc., etc.

Aujourd'hui on emploie aussi les cautères, mais la désorganisation des tissus a lieu, le plus habituellement, par l'intervention de certains corps qui, en contact avec ces mêmes tissus, se combinent avec eux, leur empruntent une partie des principes dont ils sont formés, et déterminent une décomposition dont le résultat final est la désorganisation et la formation d'une partie morte appelée eschare.

B. Dans le 2me cas, que souhaite-t-on d'obtenir?

Simplement un effet révulsif qui déplace l'irritation profonde, l'appelle à la façon d'un vésicatoire. Des raies de feu pratiquées sur une articulation atteinte de tumeur blanche au deuxième degré, ont parfois donné quelques résultats avantageux. M. Jules Guérin a combattu également, par les pointes de feu effleurant le derme, des névralgies rebelles; il prétend même avoir été, par ce moyen, utile à plusieurs phthisiques. Les vésicants, l'eau à une température élevée, le marteau de Mayor, pour être moins énergiques quant à leur mode d'action, ne se comportent pas autrement.

A ces actions destructives et révulsives de la cautérisation, dont nous venons de parler, et qui étaient déjà des titres fort honorables, M. Richet a ajouté l'action *limitante*.

Nous exposerons dans la suite par quel mécanisme on essaie d'expliquer la salutaire intervention de l'ignipuncture dans une foule de maladies.

Auparavant, signalons, sans nous complaire toutefois dans les détails d'un historique minutieux, les circonstances qui contribuèrent pour une certaine part, à en éveiller l'idée.

C'était en 1847, M. Richet remplaçait Lenoir à l'hôpital Necker. Une jeune fille entra dans le service pour une tumeur érectile du front. Le chirurgien actuel de l'Hôtel-Dieu résolut de suivre son inspiration qui lui conseillait d'oblitérer les sinus où se logeait le sang, en en étreignant les parois. A cet effet, il prit avec des pinces à pansement, de simples aiguilles à tricoter, les chauffa à la lampe à esprit de vin et successivement les implanta dans la tumeur, les retirant avec précipitation.

L'essai réussit, mais la compression avait été en même temps employée, en sorte qu'il serait difficile d'indiquer auquel des deux il convient de rapporter le succès. Quoi qu'il en soit, le succès ne fut pas obtenu d'emblée; il y eut plusieurs hémorrhagies qui suivirent immédiatement la chute des petites eschares correspondant aux trous de pénétration des aiguilles et le règne de l'ignipuncture eût été de courte durée, si son inventeur, mécontent, ne l'avait aussitôt transportée dans un autre domaine, à l'abri des craintes d'hémorrhagies; s'il ne lui avait trouvé de nouvelles applications. Nous nous occuperons surtout de celles dont nous avons été témoin.

CHAPITRE Ier.

DÉFINITION DE L'IGNIPUNCTURE. MANUEL OPÉRATOIRE.

On nomme ignipuncture un genre spécial de cautérisation par lequel on détermine, dans les tissus vivants, une action révulsive, substitutive, trèspeu destructive, mais surtout *limitante*, quelquefois *éliminatrice*. Cette méthode est applicable dans une foule d'affection diverses, plus particulièrement dans la tumeur blanche.

Elle consiste à plonger à plusieurs reprises, en des points différents dans les os, les articulations malades, dans les tissus que l'on a l'intention de modifier, un petit cautère formé de quatre pièces ayant chacune son rôle à remplir :

1° D'un manche. Il se compose lui-même d'une partie métallique qui s'enchâsse dans un morceau de bois long de 12 à 15 centimètres.

2° D'une tige d'acier s'enfonçant dans le manche par sa partie inférieure, ou soie. Elle y est fixée par un ressort ou par une vis de pression qui pénètre dans une échancrure creusée sur une des faces. Etabli de cette sorte, le même manche peut servir à plusieurs cautères. Néanmoins, la tige est quelquefois à demeure dans le manche. Dans ce cas, tandis que les cautères sont dans le réchaud allumé, il convient de tenir les manches assez loin du foyer et de les recouvrir de linges constamment humectés. Sans cette précaution, ils brûleraient, ou tout au moins se dégraderaient, et surtout l'opérateur serait dans l'impossibilité de les garder en main.

3° D'une boule également d'acier d'un centimètre de rayon. Cette boule fait corps avec la tige, et n'en est à proprement parler que le renflement ; elle est destinée à concentrer le calorique, et à le mettre en réserve, pour qu'en assez forte quantité il puisse passer dans les tissus pendant l'espace de moins d'une seconde que l'aiguille y reste engagée.

4ᶜ D'une aiguille de grosseur et de longueur variable avec la profondeur et la résistance des parties à traverser. Pour le cautère destiné au traitement des tumeurs blanches, sa longueur est de 5 à 6 centimètres; elle a pour base 3 ou 4 millimètres de diamètre. Cette aiguille est vissée sur la boule du cautère. Elle est de platine, pour n'être pas exposée à fondre à une haute température.

Dans la fabrication de la tige et de la boule, l'acier a été employé de préférence, non pas que M. Richet ait pensé, avec les anciens, que la cautérisation était différente suivant les espèces de métaux, or, argent, etc.; mais les cautères d'acier s'oxydent moins facilement que les cautères de fer, et présentent le même avantage que ces derniers; c'est-à-dire qu'ils changent de couleur à des températures variables; il est possible, au simple aspect, d'en apprécier à peu près la température. On a préconisé les cautères de cuivre, car ce métal conduit mieux la chaleur que le fer, agit plus vite, et par conséquent cause moins de douleur; mais il n'a pas l'avantage de changer aussi facilement de couleur que le fer.

De 6 à 8 cautères sont indispensables pour IGNI-PUNCTURER; on fait rougir les fers dans un réchaud où brûle déjà, depuis un moment, du charbon de bois dur, dont on aide la combustion avec un soufflet.

Les boules et les aiguilles seront chauffées jusqu'au rouge blanc; tout le monde le sait, la douleur pour l'opéré est en raison inverse de la chaleur accumulée par le cautère. Portées à un degré de température inférieur à celui que nous venons d'indiquer, les pointes pénètreraient peu dans les tissus de faible résistance et *a fortiori* dans les autres, par exemple dans l'humérus.

Dans une seule circonstance, peut-être, la température marquée par le rouge cerise serait suffisante, c'est lorsque l'ignipuncture est évacuatrice, et qu'on se propose de rejeter au dehors le contenu d'un kyste de l'avant-bras, le pus d'une arthrite suppurée, etc., etc. Au rouge cerise le cautère refroidit brusquement, mais adhère fortement à l'eschare; il la déchire, l'entraîne avec lui en se retirant, et l'évacuation du liquide, s'il s'en trouve, n'est pas empêchée.

Avant de commencer, l'opérateur, afin d'éviter toute hésitation, tracera son canevas, si nous pouvons nous servir de cette expression. Il marquera sur l'épaule ou sur le genou, sur la partie malade, quelle qu'elle soit, par des gouttes d'encre, les petites places destinées à devenir les points d'introduction de la tige, les nerfs et les vaisseaux importants de la région seront ainsi épargnés.

Toutes ces précautions prises, un aide approche le réchaud le plus près possible de l'opérateur, et, tirant avec promptitude les cautères du milieu des charbons ardents, les lui passe un à un, remettant aussitôt dans le brasier la pointe qui vient de servir, *et qui n'a dû à chaque fois n'effectuer qu'une seule piqûre.* Quant au chirurgien, il donnera à son aiguille une direction variable, perpendiculaire à la surface

des téguments dans certains cas, oblique dans les
cas de kystes de l'avant-bras, par exemple, afin de
ne pas ouvrir l'articulation qui est saine et d'éviter
les vaisseaux.

Chaque aiguille pénétrera alternativement avec
une grande facilité ; elle brûlera et détruira les tissus devant elle, ira aussi loin qu'on pourra le dé-
sirer, mais on évitera que la boule ne brûle la peau.
Rapidement, mais aussi sans violence et sans hésitation, l'aiguille sera retirée. Pour faciliter le manuel
opératoire, M. Richet appuie son avant-bras droit,
dont la main est armée du cautère, sur une ba-
guette, sur de grands ciseaux, en un mot sur un
instrument quelconque, que la main gauche tient
par une extrémité, et dont l'autre extrémité repose
sur une région du corps du malade, voisine de la
région affectée.

En règle générale, le malade ne devra pas être
chloroformé. Nous ne prétendons nullement que la
sensation de l'aiguille à ignipuncture, dans les os
et ailleurs, ne soit pas pénible ; elle est très-pénible
même, si l'on veut ; ce qui est certain, ce que dé-
montre la pratique, c'est ce que la douleur est de
fort courte durée. Nous avons assisté, pour notre
compte, à un grand nombre d'opérations semblables, nous n'avons jamais entendu les malades gé-
mir en regagnant leur lit. L'appréhension, à la vue
des charbons embrasés, avait été grande sans
doute, aussi prenaient-ils, en général, immédiatement après l'épreuve, des figures étonnées, parfois réjouies ; ils avaient comme la satisfaction

d'avoir échappé à un péril, ou le remords d'avoir pu le redouter un instant.

Quelques petits détails pratiques ont tout naturellement ici leur place : si l'aiguille s'est légèrement déformée en heurtant quelque corps résistant, on s'en apercevra ; de plus on ne tentera pas de la redresser, puis de l'implanter refroidie, on la mettra momentanément de côté. Pour éviter les effets du rayonnement sur les parties voisines, on a dû les recouvrir de linges mouillés.

Des compresses imbibées d'eau, et qu'on renouvellera de 10' en 10' seront pendant trois jours au moins appliquées sur la région cautérisée.

Il n'y a pas d'autres soins à prendre, et M. Richet, qui a traité des centaines de malades par l'ignipuncture, n'a jamais eu à déplorer un seul accident.

Le phlegmon, l'angioleucite, sont des complications qui, pour ne s'être pas encore montrées, sont loin malheureusement d'être impossibles. Quant à l'infection purulente, la voir éclater après de simples piqûres serait chose extraordinaire. Elle est cependant à redouter : une cautérisation par la méthode de Fritz, de Hambourg, dans le but d'arrêter une hémorrhagie chez une jeune fille, eut cette triste conséquence.

Les diverses applications de l'ignipuncture seront traitées dans la suite, et le manuel opératoire sera décrit, lorsqu'il devra s'écarter des règles généralement posées dans ce chapitre.

CHAPITRE II.

PHYSIOLOGIE PATHOLOGIQUE DE L'IGNIPUNCTURE.

L'action de l'ignipuncture sur les tissus malades est complexe et mériterait d'être analysée avec soin; nous ne pouvons ici qu'indiquer sommairement les points principaux qui nous ont frappé. Nous passerons donc rapidement en revue :

1° L'action révulsive,

2° L'action évacuatrice.

3° L'action modificatrice.

1° *Action révulsive.* — Elle est indéniable, quoique ce ne soit pas la qualité principale de l'ignipuncture. Assurément, chacun des points par où l'aiguille incandescente a traversé la peau, joue le rôle d'une *pointe de feu*, et à ce point de vue l'ignipuncture possède les propriétés d'une véritable cautérisation ponctuée. Mais, tandis que dans celleci le but unique est d'agir sur les téguments afin d'y *transporter*, pour ainsi dire, l'inflammation profonde; dans l'ignipuncture, au contraire, la cautérisation de la peau est regardée comme utile, sans doute, mais comme accessoire, et c'est l'action sur les parties profondes que recherche surtout le chirurgien.

2° *Action évacuatrice.* — Le cautère pointu ouvre toutes les collections, grandes ou petites, qu'il rencontre sur son passage. Prenons un exemple : on sait combien il est fréquent d'observer de petits foyers purulents emprisonnés dans les fongosités d'une tumeur blanche; ces petits abcès, lorsqu'on pratique l'ignipuncture de l'articulation malade, sont ouverts et évacués. On peut, du reste, profiter de cette action évacuatrice de propos délibéré pour des collections purulentes plus importantes. Les avantages de ce procédé sont alors ceux des ouvertures faites avec les caustiques potentiels. Beaucoup de chirurgiens pensent que les ponctions ou incisions faites avec les caustiques sont moins sujettes à se compliquer d'érysipèle; telle est, en particulier, l'opinion de M. Gosselin. Cette immunité des solutions de continuité ainsi produites, tient sans doute à ce que les orifices vasculaires sont immédiatement oblitérés, et moins aptes à devenir le siége d'un processus morbide, ou les agents d'une absorption septique.

3° *Action modificatrice.* — C'est la qualité maîtresse de l'ignipuncture, celle qui élève ce procédé à la hauteur d'une méthode. L'aiguille rougie qui traverse les tissus les sillonne de trajets multiples dont les parois sont plus ou moins profondément atteintes par l'action du calorique. Au bout de peu jours la suppuration des trajets s'établit; elle diminue ensuite peu à peu, cesse, et l'orifice fistuleux se ferme et se déprime. En même temps la tumeur diminue.

Que s'est-il passé dans l'intérieur des tissus? Il est difficile d'en juger autrement que par analogie, puisque la rareté des autopsies nous prive de l'observation directe. Or, nous savons que toute brûure profonde donne lieu à une cicatrice; chacun des trajets faits par l'ignipuncture s'est donc comblé par la formation de ce tissu inodulaire dont Delpech a si bien défini les propriétés. Ce tissu nouveau, éminemment rétractile, aura pour effet de se resserrer sans cesse, et comme il traverse les parties malades en plusieurs sens, il ne pourra manquer de les comprimer. Il se produira, en un mot une sorte de *cirrhose* de ces parties, ou, si l'on veut, une *inflammation interstitielle*, une transformation *lardacée et fibreuse*, dont l'effet curateur ne saurait être mis en doute. Donc, en résumé :

A. Formation d'un tissu de cicatrice qui tend à s'étendre dans les tissus morbides par suite de l'irritation, de l'inflammation provoquée par l'action du cautère actuel ;

B. Compression continue et progressive des parties malades comprises entre les brides inodulaires: telles sont les conséquences précieuses de la modification profonde des tissus par l'ignipuncture.

CHAPITRE III.

DES INDICATIONS ET DES CONTRE - INDICATIONS DE L'IGNIPUNCTURE DANS LES TUMEURS BLANCHES.

Richard Wiseman, dans son *Chirurgical treatise*, publié en 1734, fut le premier qui se servit de l'expression white swelling (tumeur blanche) pour désigner une certaine classe d'affections *scrofuleuses* des articulations.

L'étude approfondie de l'anatomie et de la pathologie physiologiques, les beaux travaux de Bonnet, de Lyon, et de Richet, n'ont plus permis de ne considérer comme tumeurs blanches, à l'exemple de Wiseman, que des maladies articulaires de nature purement scrofuleuse. Cependant, par les mots tumeurs blanches, on n'a pas la prétention de désigner toutes les affections chroniques des articulations; c'est le terme générique sous lequel sont comprises les synovites, ou bien les ostéites chroniques, ou encore les ostéo-synovites. (Voir Richet, *Mémoire sur les tumeurs blanches*, couronné par l'Académie de médecine; 1851, page 58.)

Cette affection est terrible par sa fréquence; tant de causes, et des causes si différentes, peuvent la produire ; terrible par ses conséquences! Les malheureux, sérieusement atteints, n'ayant, quand ils ont échappé à la mort, pour toute perspective, qu'une perpétuelle infirmité; terrible pour le médecin lui-même, ardemment désireux d'être utile, et obligé jusqu'ici de reconnaître le trop peu d'efficacité de son intervention.

Pour élucider la question du traitement, question capitale pour nous, qui croyons avoir assisté à son entrée dans une phase nouvelle, nous avons présente à l'esprit cette pensée si juste d'un de nos maîtres les plus estimés : « Les maladies sont constituées par un ensemble très-complexe de faits, parmi lesquels il faut choisir ceux qui se prêtent à une analyse exacte. » (Lorain, *Revue des Cours scientifiques*, 8 janvier 1870.)

Parti de ce texte, nous n'étudierons pas l'ignipuncture s'adressant à telle ou telle cause de tumeur blanche, le *sublata causa, tollitur effectus* n'é-
tant bon à observer qu'à la condition expresse d'être
un précepte réalisable; placé à un point de vue absolument pratique, nous ne discuterons pas oiseu-
sement sur l'étiologie et la marche du processus
pathologique plus ou moins bien connus du médecin, lorsque le malade vient réclamer ses soins,
soit à l'hôpital, soit dans sa clientèle privée; nous
nous proposons plus modestement d'indiquer à quel
moment de l'évolution morbide l'ignipucture possède son maximum d'efficacité.

Son action est sensible, nullement périlleuse,
d'une utilité incontestable :

1° Dans la synovite pseudo-membraneuse au
deuxième degré;

2° Dans la synovite et l'ostéo-synovite fongueuses
au deuxième degré également;

3° Dans les ostéites progressives, quelle qu'en
soit la nature.

§ 1er. — *Synovite pseudo-membraneuse au deuxième
degré.*

J. A. Brambilla, premier chirurgien des armées
de l'empereur d'Autriche, a indiqué deux formes de
fongus. Une première, dans laquelle les parties malades incisées ressemblent à un citron coupé par le
milieu ou à de la gelée, et une autre forme, dans
laquelle la lymphe, semblable à la croûte inflammatoire du sang, se coagule et forme des couches

analogues à celles que l'on trouve dans l'anévrysme. Cette observation anatomique correspond aux deux variétés principales d'affections de la synoviale, connues sous le nom de synovite pseudo-membraneuse et de synovite fongueuse.

Quels caractères revêt la synoviale dans la synovite pseudo-membraneuse au deuxième degré ? M. Richet va nous l'apprendre (Voir *Mémoire de l'Académie de médecine*, tome XVII) :

La synoviale est épaissie ; entre elle et les tissus fibreux, dont on ne peut la séparer facilement, il n'est pas rare de rencontrer une couche comme graisseuse, d'un aspect blanchâtre, et qui, examinée à l'aide du microscope, présente en effet de nombreux globules de graisse.

On trouve ordinairement la cavité synoviale traversée par des brides, qui se portent d'une paroi à l'autre. Ces brides, assez solidement implantées, sont pénétrées par des vaisseaux et présentent la même apparence que la surface de la synoviale elle-même. Cette surface est inégale, mais l'inégalité est due à l'épaisseur plus considérable dans certains points que dans d'autres des différentes couches membraniformes déposées à sa surface, et non à des saillies mamelonnées, comme dans la synovite fongueuse.

C'est donc à cette addition successive de fausses membranes qu'est due cette épaisseur de la synoviale, bien plus encore qu'à l'épaisseur de son tissu. La couche la plus superficielle, celle qui a été déposée la dernière, n'est évidemment pas organisée ;

les couches les plus profondes, les plus ancienne-
ment formées, offrent, au contraire, une adhérence
tellement intime aux tissus sous-jacents, qu'il est
difficile de ne pas les regarder comme jouissant
d'une vitalité manifeste ; donc les pseudo-membra-
nes, à l'instar de celles qui se forment dans la plèvre,
s'organisent.

Les fausses membranes et les tissus articulaires
bien décrits, demandons-nous maintenant quelle
transformation l'ignipuncture leur imprimera ? On
pourrait chercher à faire prévaloir bien des opi-
nions qui, toutes, rencontreraient des adversaires ;
la nôtre ne fixera certainement pas la science sur ce
point, nous croyons néanmoins de notre devoir de
l'exposer ici.

Pour nous donc, l'ignipuncture n'est qu'un adju-
vant de la nature, et expliquer comment guérit la
synovite pseudo-membraneuse, c'est peut-être dire
comment se comportent les tissus morbides après
leur cautérisation.

Celle-ci irrite les fausses membranes, elle pousse
à l'organisation celles qui ne sont point encore
organisées, et les autres sont par elle insensible-
ment entraînées vers l'état fibreux. Les portions de
membranes qui arrivent le plus vite à ce perfection-
nement fibreux sont celles sur qui l'aiguille du
cautère a agi par contact, celles qu'il a touchées.
Or, si nous supposons le cas d'une synovite pseudo-
membraneuse de l'articulation du genou, tout autour de la rotule on plongera les aiguilles ; chaque

trajet des téguments au delà des fausses membranes ne sera plus, au bout d'un certain temps, qu'un cordon fibreux, une bride résistante.

L'ensemble de ces brides formera comme un lacis englobant les fausses membranes, diminuant leur vascularisation et les métamorphosant en fibres plus ou moins avancées dans leur structure et leur développement. Enfin, quand les produits d'inflammation et la synoviale tout entière sont ainsi devenus fibreux, ils subissent cette loi de rétraction commune à tous les tissus cicatriciels, c'est-à-dire qu'ils se resserrent et s'appliquent étroitement sur les extrémités articulaires, attirant à eux toutes les parties molles qui semblent alors comme collées aux os.

Ce n'est pas tout ; suivant nous, l'ignipuncture donne du ton aux tissus malades, elle modifie leur vitalité par l'excitation nerveuse : *Ignis firmat partes.*

Et pour preuve : si on *ignipuncture* une articulation, même après perforation du cartilage, l'os devient moins apte à accepter, à faire fructifier ces racines parasites qui poursuivent de son côté leur marche envahissante. L'os est en quelque sorte isolé, et dorénavant peu impressionné par le travail qui s'opère autour de lui.

La cautérisation a placé des cloisonnements entre la lamelle compacte qui recouvre les cellules de l'extrémité spongieuse de l'os et les fausses membranes ; elle a donc déterminé une action limitante.

Si Lisfranc lisait ce qui précède, il trouverait

peut-être que nos explications ne sont que des explicasseries, je lui répondrais : « *Feci quod potui, faciant meliora potentes.* »

L'os mis à nu, par suite de destruction du cartilage, la lamelle compacte ayant disparu, l'ignipuncture aurait-elle encore à intervenir ? Nous ne la jugerions pas opportune. A notre avis, c'est une contre-indication. Celle-ci serait moins douteuse encore s'il y avait des accidents de réaction inflammatoire, du pus en abondance dans l'article, ou si on y découvrait la présence d'un séquestre.

Ces cas sont habituellement suivis de mort, si l'amputation du membre n'a pas lieu à temps et à propos.

Toutefois, une observation, qui à dessein va terminer ce paragraphe, nous prouvera que, même dans les contre-indications formelles, l'ignipuncture, si tant est qu'elle n'ait point guéri les malades, a retardé la marche des accidents, *a diminué la douleur*, apporté une lueur d'espérance.

OBSERVATION. — Synovite pseudo-membraneuse avec ostéite considérable.

Guillaumin (Victor), âgé de 20 ans, garçon de café, domicilié rue du Bouloi 22 (1er arrondissement), est né à Vaux-sur-Blaise (Haute-Marne). Ses parents ont une santé délicate, quoique jeunes ; le père a 38 ans, la mère 36. Ils ont 6 enfants, tous très-bien portants, excepté le cinquième, objet de cette observation.

Celui-ci a eu, dit-il, le choléra à l'âge de 3 ans ; mais depuis lors jusqu'à 14 ans, il n'aurait pas été malade, il n'a pas été sujet à s'enrhumer. Il n'a eu dans son enfance ni engelures, ni glandes au cou ou à l'aîne.

A la fin de février 1867, les parents de Guillaumin, alors

âgé de 14 ans, remarquèrent que le genou gauche de leur enfant avait augmenté de volume ; il ne lui était cependant arrivé aucun accident ; il ne se plaignait point et précédemment il n'avait jamais accusé en cet endroit de douleurs rhumatismales ou autres. La peau était brûlante au niveau de l'articulation malade, mais sans changement de coloration. La marche était possible.

M. le Dr Lefolle médecin à Vassy (Haute-Marne) consulté, déclare avoir à traiter une tumeur blanche et prescrit des cataplasmes et des frictions avec une pommade jaune d'abord, puis avec le baume Opodeldoch, *pas de compression*. Au bout d'un mois le malade, sans être pour cela rétabli, reprend sa profession de sablier à la fonderie de Brouseval.

En janvier 1868, des douleurs apparaissent pour la première fois dans le genou tuméfié ; ces douleurs très-vives à l'heure du lever, cessent pendant la journée, reprennent le soir, sont interrompues pendant la nuit. La marche devient de plus en plus pénible, et le malade s'alite. Bientôt après, paraît au niveau de la tête du péroné, une tumeur peu élevée, large comme une pièce de 5 francs. Le genou gagne en volume, il est violacé ; des douleurs à la pression et des douleurs spontanées se concentrent au voisinage de la tumeur devenue fluctuante.

Le 13 avril 1868, le médecin est rappelé, il engage le malade à garder un repos absolu.

Quinze jours après, incision de l'abcès, issue d'un liquide séro-sanguinolent. Suppuration qui dure trois mois.

Pendant cette longue période, le malade a gardé le lit, ses vives souffrances l'ont beaucoup affaibli.

Le 17 juillet 1868, M. Lafolle proposant l'amputation, la famille refuse et s'adresse au Dr Danevic : injection avec une solution de teinture d'iode au 1/3 dans la fistule signalée plus haut. Amendement de tous les symptômes, la fistule se ferme, la température et le volume de l'article diminuent, guérison par ankylose incomplète au bout de trois mois (octobre 1868).

Sur les conseils de son médecin, Guillaumin change de profession, il choisit celle de valet de chambre et pour consolider sa guérison, il suit un traitement : huile de foie de morue, sp. d'iodure de fer, etc.)

A peine installé, le 20 mars 1871, il fait une chute sur les marches de l'escalier de pierre de ses maîtres et sa jambe ankylosée est violemment portée dans le sens d'une flexion forcée.

Cet accident n'a pas de suites fâcheuses. (Cat. laud. Prompt rétablissement.)

Le 5 février 1872 il se place à Paris, comme garçon de café.

Le 15 septembre 1872, allant à Saint-Denis, et craignant d'être en retard pour prendre le train, il court, et tombe sur le pavé. Encore une fois, la jambe ankylosée subissait une très-légère flexion forcée.

On le relève, il marche quoique péniblement, et monte dans le train. Douleurs très-violentes pendant la route. A Saint-Denis, le Dr Dono ordonne l'application de 50 sangsues; le malade n'exécute pas la prescription, revient à Paris et entre à Saint-Louis service de M. Panas (24 septembre 1872), salle Sainte-Marthe, n° 24.

Dix jours sont laissés à l'expectation; le onzième jour, quatre cautères à la pâte de Vienne, chacun de la grandeur d'une pièce de 20 centimes, sont disposés autour de la rotule, et ou commence la compression.

Un mois après, les cautères sont en pleine suppuration, les douleurs atroces, le genou très-tuméfié; le malade est incapable de remuer sa jambe, néanmoins on signe son billet pour Vincennes (9 novembre).

Le traitement qu'il suit dans cet hôpital diminue l'intensité des accidents. Grâce aux bains, aux cat., etc., à un état aigu succède un état subaigu et alors, tout en s'occupant de modifier la chétive constitution du sujet par l'huile de foie de morue, on essaie la compression avec des bandelettes de diachylon. Le malade sort le 9 décembre, se considérant comme guéri; il se rend même à pied jusqu'à Paris où habite sa sœur.

Cette course fut une grave imprudence. Le lendemain (10 décembre), une petite grosseur apparaît au niveau de la tête du péroné; des douleurs tourmentent le malheureux jeune homme et moralement et physiquement; elles le décident à entrer dans le service de M. Richet, à l'Hôtel-Dieu. Admis le 25 décembre 1872.

Nous examinons ce malade le 31 décembre, et voici ce que nous trouvons : c'est un grand jeune homme, blond, peau blanche, teint clair, d'un embonpoint médiocre. Il a 20 ans, il ne porte aucune trace dans la région cervicale d'accidents strumeux, rien dans la direction des ganglions sous-maxillaires sous-mastoïdiens et sous-sterno-mastoïdiens. La peau ne présente rien de particulier, le pouls est à 80, l'auscultation ne laisse entendre aucun craquement, aucun bruit suspect.

A l'inspection des jambes, celle du côté gauche contraste par sa maigreur avec sa voisine. Le genou malade à simple vue paraît plus volumineux que celui du côté sain, nous les mesurons, et nous avons en effet 27 centimètres d'une part, 30 de l'autre. Une main appliquée sur les téguments de l'articulation saine, l'autre main appliquée sur l'articulation malade, a la sensation d'une différence de température.

Quand nous voulons soulever le membre affecté, le patient pousse des cris aigus, se plaint de douleurs retentissant dans tout le membre; elles sont insupportables, si nous tentons de fléchir la jambe pour juger de la nature de l'ankylose, les mouvements de flexion que nous cherchons à imprimer sont assez limités ; malheureusement nous percevons une mobilité latérale de fâcheux augure. Nos efforts ne réussissent pas à faire frotter bruyamment les condyles du tibia contre le fémur. Le genou est régulièrement arrondi, excepté au côté externe, siége d'une bosselure du volume d'une noix à peu près, d'une épaisseur moindre, et d'une étendue plus considérable en largeur; la fluctuation y est manifeste, mais c'est de la mollesse plutôt qu'une vraie fluctuation.

En palpant successivement et avec discrétion les parties osseuses composant l'article, nous nous confirmons dans cette idée que le tibia, dans sa portion épiphysaire, s'est développé anormalement, et, comprimant la tête du péroné, nous provoquons de la douleur. La rotule n'est pas mobile; elle paraît plutôt attirée vers le centre de l'articulation que projetée au dehors par des fongosités.

Tous ces caractères indiquent évidemment une synovite pseudo-membraneuse chronique, avec altération consécutive des os.

2 janvier 1873. Sous l'influence du repos de l'hôpital, et aussi parce que sa jambe est commodément placée dans une gouttière, le malade souffre moins, la température de son genou ne s'est pas élevée, le volume n'a pas changé.

Le 5. L'abcès s'ouvre spontanément et précisément à l'endroit où M. Lefolle lui avait donné le coup de bistouri; la peau était toujours restée amincie en cet endroit. Une cuillerée à café d'un liquide purulent est sortie par une ouverture dans laquelle pénétrerait à peine une tête d'épingle : catapl. linge cératé.

Le 8. L'ouverture de l'abcès s'est agrandie ; un stylet introduit touche les os dénudés. — État général et local *ut supra*.

Le 11. M. Richet fait pénétrer une sonde cannelée dans l'article ; nous sentons nous-même un corps résistant qui heurte le bout de la sonde. On la retire, et, après elle, a lieu un petit écoulement de sang. L'éminent chirurgien porte un pronostic défavorable. « L'ignipuncture, dit-il, ne guérira pas ce malade ; j'y aurai recours cependant pour calmer les souffrances qui, nuit et jour, torturent le malade, parce qu'elle ne l'expose aucunement, parce que la thérapeutique n'a pas d'autre ressource. »

Le 14. Le pronostic est encore aggravé par le mélange au pus de petits grumeaux blancs, élastiques, brillants, qui ont tous les caractères physiques normaux des cartilages ; nous en concluons qu'une érosion ne tardera pas à se produire sur la lamelle compacte de l'os dénudé.

Le 18. Ignipuncture sans anesthésie ; neuf piqûres en couronne autour de la rotule. — Compresses d'eau froide.

Le 19. Le malade est enchanté ; il a passé une excellente nuit ; il déplace sa jambe sans beaucoup souffrir, et n'a *aucune douleur spontanée*; aucun de ces élancements qui le réveillaient en sursaut un grand nombre de fois pendant son sommeil. Pouls 82, temp. 37 1/2..

Le 22. Les trous des piqûres commencent à suppurer. Les trois qui sont vis-à-vis la tête du péroné et voisins de la fistule sont plus enflammés que les autres. On replace la jambe dans la gouttière.

Les 23, 24, 25, 26, 27, 28. Appétit renaissant, bien-être relatif, pas de douleurs ; le pronostic est modifié, nous avons de l'espoir. Le malade est très-satisfait, parce que l'ignipuncture a presque tari sa fistule.

Le 29. Léger mouvement fébrile, température du corps 38°. Il y a une différence de 2 degrés entre la température du genou sain et celle du genou malade. — Huile de ricin, 60 gr.

Le 30. État général parfait ; l'état local n'a pas changé.

8 février. L'amélioration locale est très-importante. M. Richet placerait la jambe dans un appareil inamovible, si par la fistule il ne s'écoulait encore qu'une certaine quantité de pus. Le diamètre circulaire du genou est de 31 ; grande diminution dans le volume, comme on le voit.

Le 22. Les douleurs qui étaient presque disparues depuis l'opération, se sont fait sentir de nouveau, quoique avec une moindre intensité. Trois trous restent à fermer. — Pansement avec ouate et glycérine.

Le 27. Le malade a maigri ; il a eu de l'abattement pendant les jours derniers. Entre trois et quatre heures un frisson d'une heure. — Temp. 37 1/2. Pouls 89.

Le 28. Sulfate de quinine, 60 centigr. Nouveau frisson à la même heure que la veille. Pouls 87. Temp. 37 1/2.

Le 29. Encore un frisson entre trois et qnatre heures, malgré le sulfate de quinine. Pouls 92. Temp. 37 3/4. Genou a augmenté de volume. Le pus sort en quantité très-abondante par la fistule.

Du 29 février au 10 mars, sédation dans les accidents, les choses retournent dans la situation où elles étaient vers le 8 février, quelques douleurs en plus. M. Richet est décidé à une nouvelle opération.

Le 15. Ignipuncture, 11 piqûres. Le malade perd dans la journée par l'une d'elles près d'un verre de sang.

Du 16 mars au 25 avril, peu ou point de suppuration par la fistule. Pas de douleurs, d'une façon absolue.

Du 25 avril au 13 mai rechute ; M. Richet ouvre le 14 mai un abcès situé au-dessous du précédent ; on en voit sourdre un peu épais, abondant, granuleux; des détritus de cartilage et autres s'y sont mêlés. — Catapl.

Le 15 mai, les surfaces articulaires commencent à abandonner leurs rapports, les ligaments se relâchent, les mouvements de latéralité font entendre un frottement cartilageux et donnent lieu à une sensation de rugosités.

Le malade, après avoir passé plusieurs jours encore dans des alternatives de bien et de mal, se laisse facilement décider à être amputé.

L'amputation a lieu le 10 juin. Elle a parfaitement réussi; aucune complication n'est survenue ; le malade guéri sortira incessamment de l'Hôtel-Dieu.

Inutile d'ajouter qu'il a été pour nous fort intéressant d'examiner son genou ; nous allons fournir les données de l'autopsie ; elles auraient été bien plus complètes si nous avions été expert dans les recherches microscopiques ; nous avons l'humiliation d'avouer notre insuffisance.

Le genou volumineux se prête à des mouvements assez étendus. La peau, outre une ouverture ancienne située à la partie externe, présente les traces de piqûres nombreuses faites autour de la rotule avec les pointes de feu. Deux de ces piqûres se sont converties en trajets fistuleux et admettent facilement un stylet ou une sonde cannelée. A leur niveau, la peau adhère intimement aux parties sous-jacentes confondues en une masse fongueuse, lardacée, épaisse, au-dessous de laquelle on tombe dans un vaste clapier purulent à parois grisâtres, communiquant largement avec l'articulation et occupant la place de la synoviale sous-tricipitale. Les deux trajets fistuleux permettaient, pendant la vie, l'évacuation de ce foyer, qui d'ailleurs ne présente rien de spécial dans le cas présent.

Au niveau des autres piqûres, dont la cicatrisation avait suivi de très-près l'opération, on trouve, dans la peau, de petites indurations cicatricielles. Au-dessous, les fibres, dont l'entrecroisement constitue l'aponévrose fémorale, présentent une sorte d'éraillement; elles semblent avoir été écartées les unes des autres par les pointes et s'être immobilisées dans cette position. Pas d'adhérences notables avec la peau, que la dissection sépare facilement des parties sous-jacentes. L'aponévrose fémorale recouvre un tissu fongueux et lardacé, dont l'épaisseur varie selon les points, et qui forme un épais bourrelet péri-articulaire. Dans ce tissu, on perd la traces des pointes de feu; cependant on remarque sur la coupe qu'au niveau des piqûres, le tissu pseudo-membraneux a subi une organisation fibreuse assez avancée. C'est par cette ouverture que sont sortis des fragments de cartilages.

Rien, dans les os, ne fait reconnaître les points où le feu a porté son action. Le fémur et le tibia présentent des déformations considérables de leurs extrémités articulaires, totalement dépourvues de cartilage. Dans ces cas surtout, les fémurs sont augmentés de volume dans une assez grande hauteur (0,06 environ pour le fémur). Une coupe longitudinale fait voir des lésions très-avancées, mais diffuses, du tissu spongieux, dont les lamelles, minces, friables, s'écrasent sous le doigt et laissent échapper une bouillie rougeâtre.

§ 2. — *De l'ignipuncture dans la tumeur blanche fongueuse, qu'elle ait débuté par la synoviale, ou qu'elle soit consécutive à une ostéo-synovite chronique.*

Symptomatiquement et anatomiquement, on peut reconnaître trois périodes dans cette affection. Et, tout d'abord, c'est dans la deuxième période que convient l'ignipuncture. En voici les raisons ;

Le diagnostic de la synovite chronique est, dans beaucoup de cas, au commencement de son évolution, un sujet de doute et d'incertitude ; elle débute souvent d'emblée, à l'inverse de la synovite pseudo-membraneuse, qui d'ordinaire a pour origine une arthrite.

Attaquant une tumeur blanche à cette période, l'ignipuncture ne trouverait en face d'elle qu'une vascularisation plus grande de la synoviale, des exsudats muqueux et albumineux, peut-être un trouble plus ou moins marqué dans la nutrition des cellules cartilagineuses et osseuses. Elle serait impuissante, ou, plus exactement, elle augmenterait les forces de son ennemi.

A quelles fins d'ailleurs opérerait-on en pareil cas? Serait-ce par hasard pour modifier la vitalité des tissus articulaires? La modification ne serait pas avantageuse ; le but atteint ne serait pas celui qu'on se proposerait d'atteindre ; il surviendrait très-probablement une vive inflammation, et, si ultérieurement du pus envahissait l'article, l'opérateur et l'opération seraient responsables, ce nous semble.

Dans la deuxième période, au contraire, l'ignipuncture est sur son véritable terrain, non pas en égoïste chassant la compression, l'immobilisation et les autres méthodes curatives ; elle s'y montre leur aide pour concourir à la formation de l'ankylose incomplète. Evidemment, elle ne restituera pas aux jointures leurs qualités premières ; mais, on le sait, dans la tumeur blanche à la deuxième période, l'ankylose c'est la guérison.

Rappelons, en quelques mots, les lésions anatomiques de la tumeur blanche parvenue à cette période : le tissu cellulaire sous-cutané est tuméfié et présente des caractères qui ressemblent un peu aux caractères du phlegmon chronique, c'est-à-dire qu'il se forme des éléments embryoplastiques et du tissu lamineux en voie de développement. La même chose se passe dans les ligaments et les autres tissus qui avoisinent le plus près la synoviale. Quant aux fongosités articulaires, elles ont une constitution analogue à celle des bourgeons charnus des plaies; on y trouve des éléments fibroplastiques nucléaires, fusiformes ou étoilés, des granulations élémentaires, de nombreux vaisseaux capillaires, enfin une substance intermédiaire amorphe, très-peu consistante, semi-fluide; ce qui fait que les fongosités semblent gorgées de liquide. Les cartilages offrent à cette époque une multiplication de leurs cellules, devenues graisseuses, et un commencement de ramollissement; mais c'est une lésion encore peu marquée, et qui ne fera de progrès que dans les périodes suivantes. Quant aux os, leurs corpuscules subissent aussi la dégénérescence graisseuse, et il se fait de l'ostéite; mais ces altérations ne sont pas très-avancées dans la plupart des cas. Pourtant il existe des tumeurs blanches dans lesquelles les lésions osseuses prédominent dès le début. Enfin, comme M. Richet l'a démontré et figuré dans son mémoire à l'Académie, les vaisseaux péri-articulaires deviennent plus volumineux; leurs troncs se dilatent et renferment une plus grande quantité de sang, attiré par le travail qui se produit dans la jointure. Tout est donc disposé pour que les tissus de nouvelle formation se nourrissent activement et prennent de l'accroissement.

Maintenant, comment procède l'ignipuncture dans cette période de la synovite ou de l'ostéo-synovite fongueuse? Son premier effet, en pénétrant les fongosités, est de les drainer; il s'ensuit que, si l'aiguille rencontre sur son passage un foyer purulent, elle force l'expulsion du contenu. Quelquefois elle opère une saignée locale, ce qui arrive plus souvent lorsqu'elle a mis une artériole ou une veinule d'un os à découvert (action évacuatrice).

L'ignipuncture réveillera l'état torpide qui restait stationnaire, n'avait aucune tendance à la guérison spontanée et épuisait ainsi le malade dans une lutte sans résultat. La stimulation a retenti jusque dans les parties les plus profondes, elle sera héroïque contre cette absence de vitalité qu'expliquait leur organisation, essentiellement veineuse.

Lorsque la rétraction cicatricielle des trajets fistuleux se produit, une moins grande quantité de sang est distribuée au reste des fongosités. Leur nutrition est diminuée, et la tendance proliférante de ces tissus nouvellement formés et pour ainsi dire à l'état fœtal se change en une tendance contraire, atrophique, par la privation d'éléments nutritifs.

Les cordons isolants dont il a été question à propos des synovites pseudo-membraneuses aplatiront les fongosités.

Que deviendront-elles? que devient le développement d'éléments embryoplastiques dans les ligaments et le tissu cellulaire? Lorsqu'un tissu de nouvelle formation, contenant surtout des corps fusiformes ou étoilés, comme par exemple les bourgeons charnus, le tissu des cicatrices, etc., lorsque ce tissu passe à l'état de tissu lamineux, la modification qu'il subit d'abord, c'est la diminution de sa vascularité, diminution d'autant plus grande que les éléments primitifs passent à l'état de fibres lamineuses ou fibreuses plus parfaites. Cette disparition des capillaires est-elle une cause ou un effet de la transformation du tissu? nous ne saurions répondre. Mais ce qui frappe, c'est que l'étranglement par les brides inodulaires diminue la vascularité du tissu fongueux, le met dans les conditions où celle-ci se trouve quand il passe naturellement à l'état de tissu lamineux. Il n'est donc pas étonnant que, ces conditions étant amenées, ce passage se fasse. Or, c'est là la guérison même de la tumeur blanche. En effet, quand une tumeur blanche guérit, les éléments embryoplastiques répandus dans le tissu fongueux, dans l'épaisseur des ligaments, dans le tissu cellulaire, se transforment en fibres de tissu lamineux ou de tissu fibreux, ce qui épaissit les parties péri-articulaires, raidit la jointure, mais constitue la guérison de la maladie.

Nous avons dit qu'en général, à cette période, les

lésions des cartilages et des os étaient peu avancées;
aussi pourront-elles triompher des fongosités parasites venues de l'article et les envahissant, le jour
où l'ignipuncture aura placé des isolants entre l'os
presque sain d'une part, et la synoviale fongueuse
de l'autre. L'os ne sera plus contaminé.

Avant de quitter cette étude ardue, mais pleine
d'intérêt, où l'ignipuncture s'est révélée ce qu'elle
vaut, ajoutons encore à son actif qu'elle est souve-
raine pour assoupir la douleur. Elle calme les élancements, et surtout cette sensation toute particu-
lière que perçoivent les malades quand ils disent
qu'un bourreau invisible leur arrache les os, que la
jointure va s'ouvrir.

Un grand nombre de chirurgiens de Paris, et
quelques-uns de provinces ayant eu connaissance
des succès de M. Richet, qui, nous le répétons, se
chiffrent par centaines, ne traitent plus les tumeurs
blanches que par l'ignipuncture.

De divers côtés nous avons pris des notes instruc-
tives, le manque de temps nous empêche de les pu-
blier en entier.

RÉSUMÉ DE DIX-SEPT OBSERVATIONS PRISES DANS LE SERVICE DE
M. LE PROFESSEUR RICHET AUX CLINIQUES ET A L'HÔTEL-DIEU.

I. Colmont (Clément), 18 ans. Entré à l'hôpital des Cliniques,
le 28 janvier 1870. Tumeur blanche du genou gauche.
Ignipuncture les 8 mai et 17 juillet. Va au Vésinet le
8 août.
Rentre à l'hôpital le 27 novembre. Ignipuncture, le
29 décembre. Sort de l'hôpital le 14 mars 1872. *Amélioration sensible.*
II. Constantin (Suzanne), 41 ans. Couturière. Entrée le 1er septembre 1871. Tumeur blanche du genou droit. Igni-

puncture le 28 septembre. Sort le 3 janvier 1872. Guéri·
son par ankylose incomplète.

III. Desbois (Heuri), 11 ans. Entré le 17 janvier. Tumeur
blanche du genou droit. Ignipuncture le 3 février. Sort
le 24 du même mois. Guérison par ankylose incomplète.

IV. Delagroux (Isidore), 53 ans, marchand de laine, entré le
21 novembre 1871. Tumeur blanche. Flexion forcée de
l'avant-bras sur le bras. Ignipuncture le 5 janvier.
Appareil inamovible. Sort le 13 janvier. Amélioration.

V. Dubois (Louis), 27 ans, employé de commerce. Entré à
l'Hôtel-Dieu le 28 janvier 1872, salle Sainte-Marthe, 13.
Tumeur blanche du genou gauche. Début 30 novembre 1870. Ignipuncture le 4 février (13 pointes de feu).
Erisypèle le 22 février. Disparu le 20 mars. Appareil
plâtré.

Ignipuncture pour la deuxième fois, le 24 mai. Sort
le 17 juin. Amélioration suffisante pour permettre la
marche. Dernières nouvelles (17 juillet 1873). *Guérison*
par ankylose incomplète.

VI. Duval (Eugène), 19 ans, menuisier. Entré à l'Hôtel-Dieu le
17 décembre 1872. Tumeur fougueuse du genou droit.
(Début, mai 1871.) (Ponction par l'appareil Dieulafoy
(8 février 1873).

Ignipuncture 19 mars (10 trous). Exeat le 13 juin 1873.
Guérison par ankylose incomplète. Revu le 28 juin.
(Marche à peine gênée.)

VII. Garans (Antoine), 44 ans, palefrenier. (Compagnie des
Omnibus.) Entré à l'Hôtel-Dieu le 17 janvier 1873.

(Tumeur blanche du genou droit.) Début août 1871.)
Ignipuncture le 25 janv. 1873. (3 opérat. antérieures.
Raies de feu, 14 octobre 1871 (Ledentu). Répétition de
la même opération, 22 janvier 1872. Pas d'amélioration. Ignipuncture, 25 juin 1872 (M. Richet). Amélioration un peu sensible.

Sort le 25 février. Guérison par ankylose incomplète.
A pu reprendre son service aux Omnibus.

VIII. Gergeaux (Claude), 28 ans, tourneur en bois. Entre
aux Cliniques le 25 janvier 1870. Synovite pseudo-
membraneuse du genou gauche.

Ignipuncture le 4 mars.

Exeat le 25 avril 1870. Guérison parfaite sans ankylose.

IX. Heubert (Aimé), 33 ans, papetier. Entre aux Cliniques le
18 décembre 1871. Tumeur blanche du genou droit.

Ignipuncture le 16 janvier.

Sort le 27 février. Guérison par ankylose incomplète.

X. Kamps (Baptiste), 8 ans. Entre aux Cliniques le 27 février 1872. Synovite fongueuse du genou.

Ignipuncture le 1ᵉʳ mars.

Exeat le 25 avril. Amélioration très-notable. Marche à peine gênée.

XI. Lejeune (Louise), 7 ans. Entre aux Cliniques le 31 juillet. Tumeur blanche de date ancienne au genou gauche.

Ignipuncture le 30 septembre.

Sortie le 7 novembre. Ankylose incomplète.

XII. Levrez (Adèle), 10 ans. Entre à l'Hôtel-Dieu le 27 novembre 1872. Tumeur blanche du genou droit. Début remontant à 6 ans. Abcès multiples au voisinage de l'articulation.

Ignipuncture le 14 décembre (7 piqûres).

1ᵉʳ février, guérison par ankylose dans une position vicieuse. Redressement forcé impossible. Résection du genou le 11 février.

Sortie vers la fin de juillet 1873, parfaitement guérie.

XIII. Lodé (Augustine), 33 ans, modiste. Entrée aux Cliniques le 15 novembre 1869. Tumeur blanche du genou droit.

Ignipuncture le 17 décembre 1869. Nouvelle opération le 21 janvier 1870. Troisième opération le 7 mars.

Sort le 17 juillet 1870. Guérison par ankylose complète.

XIV. Masle (Hippolyte), 17 ans, cultivateur. Entré aux Cliniques le 30 août 1871. Tumeur blanche de l'articulation tibio-tarsienne.

Ignipuncture le 2 septembre.

Demande son exeat le 12 septembre.

Status idem.

XV. Marchal (Emile), 32 ans, typographe. Entré à l'Hôtel-Dieu le 6 décembre 1872. Tumeur blanche, de cause rhumatismale, au genou droit. Début 2 décembre 1870. Divers traitements infructueux.

Ignipuncture le 17 décembre.

Est encore en traitement à l'Hôtel-Dieu (12 août 1872), mais peut se lever et marcher depuis un mois.

Il y avait un an qu'il gardait forcément le lit.

XVI. Navieiller (Edouard), 6 ans. Entré aux Cliniques le 28 août 1871. Tumeur blanche du genou droit.

Ignipuncture le 3 octobre.

Exeat le 4 décembre 1871. Guérison par ankylose incomplète.

XVII. Sébire (Victor), 46 ans, vidangeur. Entré aux Cliniques le 30 août 1869. Tumeur blanche du coude gauche.

Ignipuncture, pour la première fois, le 17 décembre; pour la deuxième fois, le 21 janvier ; pour la troisième fois, le 8 juillet.

Sort le 15 août. Guérison par ankylose complète.

CHAPITRE IV.

DE L'IGNIPUNCTURE DANS LE TRAITEMENT DE L'OSTÉO-
PÉRIOSTITE PROGRESSIVE PHOSPHORÉE (NÉCROSE
PHOSPHORÉE DES MACHOIRES).

Nous ne saurions mieux faire, pour montrer le rôle actif joué par l'ignipuncture dans cette affection, que de citer ici une leçon de M. le professeur Richet sur ce sujet, leçon recueillie par mon excellent ami le Dr Pozzi, alors interne du service.

Mme S... est entrée dans nos salles le 26 janvier. Cette jeune femme, âgée de 21 ans, est fortement constituée et présente tous les attributs d'une excellente santé. Elle rentre donc dans la catégorie des malades dont a parlé Lailler dans la thèse de M. Trélat, et chez lesquels l'affection locale n'a aucun retentissement général.

Depuis l'âge de 11 ans, il y a donc une dizaine d'années, elle travaille à mettre en boîte des allumettes chimiques au phosphore blanc. Il y a six ans, ses dents ont commencé à se gâter; depuis un an seulement, les gencives des incisives supérieures gauches sont devenues saignantes et douloureuses, et les dents se sont ébranlées. Puis les molaires du même côté ont présenté les mêmes symptômes, et avec cette particularité que, tandis qu'ils se calmaient au niveau des incisives, ils présentaient une intensité croissante au niveau des molaires. Plusieurs abcès se sont successivement ouverts en ce point derrière l'arcade alvéolaire. La santé générale n'était pas altérée. Voici son état à ce moment :

L'examen de la bouche montrait un grand nombre de dents gâtées, savoir : 2 molaires à la mâchoire inférieure, d'ailleurs saine; 6 dents cariées, et réduites à des chicots à la mâchoire supérieure, dont 2 au maxillaire droit et 4 à gauche, où il n'y avait plus comme entièrement saine que la dernière molaire, demeurée solide dans son alvéole; les deux incisives étaient également saines, mais mobiles, et la deuxième petite molaire demeurée seule solide dans son alvéole; les deux incisives étaient saines, mais mobiles, et la deuxième petite molaire, qui n'était également pas gâtée, était tellement ébranlée, qu'une légère traction eût suffi pour l'arracher. La partie du rebord alvéolaire où s'implantent les deux incives était gonflée, douloureuse à la pression, mais les gencives n'étaient ni fongueuses ni saignantes.

Il n'en était pas de même dans l'espace compris entre elles et la dernière grosse molaire. Là on voyait les gencives ramollies et tuméfiées, saignant au moindre contact; le bord alvéolaire, considérablement augmenté de volume, fléchissait sous le doigt, et cette altération s'étendait en arrière sous la voûte palatine, où siégeait une fistule. Le stylet ne trouvait aucune mobilité du séquestre.

Les douleurs que ressentait la malade étaient vives, pongitives, et troublaient son sommeil.

Elle fut mise en observation; au bout de peu de jours, il devint évident que, loin de s'amender, les symptômes prenaient une intensité croissante. Les douleurs augmentaient, et en même temps le gonflement de la joue. L'apophyse montante du maxillaire semblait envahie par le mal. En outre, un peu de sang rendu par le nez nous faisait craindre que le sinus maxillaire ne se prît. Cependant il n'y avait aucune mobilisation du séquestre.

Fallait-il attendre, fallait-il agir?

C'est ici que les chirurgiens se divisent.

Lorinser (de Vienne), qui, le premier, après Bricheteau, étudia la *nécrose phosphorée*, établit, règle générale, qu'il fallait toujours, avant d'agir, attendre l'isolement et la mobilité du séquestre. Telle est aussi l'opinion soutenue avec talent, par M. Trélat, dans une excellente thèse de concours. Suivant lui, lorsqu'on opère avant que la nécrose soit limitée, on s'expose à faire trop ou trop peu. — Le plus souvent, on n'atteint pas les limites du mal. Il reste quelque portion malade, « quelque germe de recrudescence. » Ces idées, défendues aussi par M. Lailler, ont été adoptées par les Anglais.

Certes, il n'est pas étonnant qu'une opinion appuyée sur de pareilles autorités, ait servi de règle à la pratique de presque tous les chirurgiens ; et cependant rien, dans l'étude des phénomènes morbides, ne légitime cette opinion ; rien n'est, on peut le dire, moins rationnel ; ainsi, l'extraction du séquestre doit être faite dès que ce séquestre est reconnu.

Pour nous, la prétendue nécrose phosphorée n'est pas une nécrose. La production de séquestres n'est pas dans cette affection le phénomène initial, caractéristique ; c'est un épiphénomène, un accident, une conséquence d'un processus morbide qui domine la scène, je veux parler de l'*ostéopériostite progressive*.

Jetons un coup d'œil sur la marche des accidents. Sous l'influence irritante des vapeurs phosphorées qui trouvent un véhicule dans la salive et une porte d'entrée dans la carie dentaire, le périoste de l'alvéole s'enflamme. Tel est le symptôme initial ; les dents deviennent douloureuses, les gencives gonflées et saignantes. Les auteurs du *Compendium*, les premiers, ont bien indiqué la valeur du crachement de sang, qui marque le début des autres accidents. Bientôt l'inflammation, gagnant en profondeur, envahit la couche ostéogénique qui tapisse la face du périoste (Robin). La maladie entre dans une nouvelle phase. La périostite se complique d'ostéite. C'est alors que se produit un troisième phénomène, conséquence immédiate de ceux que nous venons d'étudier.

Par suite du travail inflammatoire continuellement entretenu par l'action nocive des liquides buccaux altérés, l'os se raréfie d'abord, puis se nécrose. Le éque stre , ainsi formé lentement après une ostéite raréfiante, présente un aspect, qui, sans être absolument spécial à l'affection phosphorée, s'y rencontre avec assez de constance pour avoir attiré l'attention des auteurs. Il s'est formé d'un tissu spongieux, criblé de trous, et, suivant l'expression pittoresque de Gerdy, ressemble à uu *madrépore*. On sait qu'une des propriétés les plus intéressantes du périoste, ou, pour mieux dire, de la couche osseuse qui lui est immédiatement sous-jacente, est de travailler sans cesse au maintien de l'intégrité du squelette ou à la réparation de ses pertes. Aussi, pendant que la mortification de l'os se produit, un travail inverse de réparation s'effectue. Telle est l'origine des productions osseuses nouvelles décrites sous le nom d'*ostéophytes phosphorées*, et qu'il serait peut-être préférable d'appeler simplement *néossites*. Ce qui fait le caractère spécial de ces productions périostales dans l'ostéo-périostite phosphorée, c'est leur peu de stabilité, leur résorption consécutive. Il semble que l'inflammation, incessamment activée par les liquides buccaux, ne leur laisse point un répit suffisant pour parvenir à un état d'organisation durable. L'ostéite raréfiante attaque le nouvel os comme l'ancien, et en amène la caducité. De là le caractère incomplet et partiel de la régénération des maxillaires détruits, dont un exemple remarquable était présenté, au mois de décembre de l'année dernière, par M. Alphonse Guérin à la Société de chirurgie.

Un autre résultat de cette action continue et persistante de l'ostéo-périostite phosphorée est sa tendance à l'envahissement. Non-seulement on voit l'altération se propager d'un maxillaire supérieur à celui de l'autre côté, mais on la voit attaquer les os voisins : les molaires, les palatins, les cornets, le vomer, l'ethmoïde. On a même observé l'envahissement du frontal, du sphénoïde, du temporal (Trélat) et de l'occipital (thèse de Haltenhoff). Toutefois des pareils faits sont exceptionnels; dans la majorité des cas, si le malade est soustrait aux mauvaises conditions hygiéniques, la guérison s'effectue spontanément par l'élimination des séquestres.

Ayant mieux connu le cycle de la maladie, on a été aussi amené à changer son mode de traitement.

M. Maisonneuve, M. Verneuil. M. Guérin, en France ; MM. Langenbeck, Pitha et Billroth en Allemagne, ont adopté une pratique semblable à celle que M. Richet conseille depuis plus de dix ans. En enlevant le séquestre de bonne heure, on débarrasse les parties malades d'un corps étranger, dont l'imprégnation par les liquides buccaux fait un véritable foyer d'infection; on diminue la suppuration qui empoisonne le malade, et enfin on calme ses douleurs.

Notre malade fournit un exemple de ces résultats.

On a enlevé, avec la pince de Liston, un volumineux séquestre immobile. Le sinus maxillaire a été ouvert ; un tube à drainage, recourbé en anse, y a été placé pour faire des injections détersives.

Dès le lendemain, on a pu constater une diminution dans le gonflement de la face, et on a entendu la malade se féliciter de son soulagement immédiat.

De pareils avantages suffiraient déjà à faire adopter définitivement cette pratique, mais elle en a un autre encore ; c'est qu'elle s'adresse à la maladie elle-même, à l'ostéo-périostite, qu'elle saisit corps à corps pour la combattre, et non pas seulement à un symptôme, à la nécrose accomplie. Aussi, le traitement de notre malade ne s'est pas borné à l'opération qu'elle a subie.

Par sa méthode de *l'ignipuncture*, M. Richet s'est proposé d'attaquer consécutivement ce qui persistait de la maladie. Il eut pour but, en agissant ainsi, de provoquer dans les tissus enflammés une une révulsion puissante, qui devînt l'origine d'un travail réparateur, de sorte que, non content d'avoir soulagé la malade par l'opération pratiquée, il put encore enrayer la marche envahissante de l'affection et amener sa guérison définitive.

En effet, l'ignipuncture a été pratiquée en deux points. Une première aiguille a été enfoncée immédiatement en arrière des deux incisives ; une seconde a été portée en dehors de la canine supérieure gauche. Les os ont été profondément traversés.

Quatre jours après l'opération, une diminution notable du gonflement s'est manifestée.

(Il est regrettable que ce mode de traitement ait

été abandonné au bout de quelques jours, M. Richet
ayant quitté les Cliniques pour l'Hôtel-Dieu.)

CHAPITRE V.

DE L'IGNIPUNCTURE DANS L'OSTÉTITE ÉPIPHYSAIRE.

Nous croyons qu'ici, comme dans les tumeurs
blanches, l'ignipuncture est appelée à rendre de
véritables services. Cependant il nous faut établir
une distinction entre les différentes espèces d'ostéites épiphysaires.

Dans quelques-unes, en effet, on peut hardiment employer l'ignipuncture; dans d'autres, au
contraire, elle ne produirait rien et ne soustrairait
le malade à aucun des dangers qui le menacent.
Nous voulons parler de l'ostéite épiphysaire aiguë,
donnant lieu le plus souvent à des symptômes ty-
phoïdes. La rapidité de la suppuration, les dangers
que celle-ci traîne après elle, dominent l'histoire
de cette affection. Le rôle de l'ignipuncture, dans
ce cas, ne pourrait être que d'essayer l'arrêt de la
suppuration. Mais, comme nous le disions tout à
l'heure, elle arrive avec une rapidité tellement
foudroyante, que le chirurgien ne peut que constater sa présence au moment où il voit pour la première fois le malade. Lorsque les abcès sont évacués au dehors, et qu'un trajet fistuleux leur a
succédé, l'ignipuncture peut intervenir avantageusement en modifiant la nutrition de la surface osseuse qui forme le fond de l'abcès; mais nous
sommes ici dans la même situation que dans les

tumeurs blanches ; nous ne reviendrons point sur cette étude.

Il en est tout autrement de l'ostéite épiphysaire non suppurante. Celle-ci se limite assez bien ; sa marche est lente, et ce serait une pratique détestable d'assister en spectateur impassible à son développement. L'ignipuncture peut, croyons-nous, si elle est convenablement appliquée, diminuer notablement la gravité du pronostic. Elle agit dans ces cas d'une double façon, comme dérivative d'abord, en second lieu, comme modificatrice de la nutrition. En outre, la limite qui sépare l'ostéite épiphysaire non suivie de suppuration n'est malheureusement pas assez tranchée pour que la seconde ne soit jamais la conséquence de la première. Sans aucun doute, lorsque la marche est suraiguë, typhoïde, la suppuration arrive fatalement ; mais la réciproque n'est pas vraie. Ce serait tomber dans une illusion fâcheuse que de croire qu'une ostéite épiphysaire à marche lente, a douleur relativement faible, ne donnera jamais lieu à la suppuration osseuse. L'expérience prouve que, chez les sujets lymphatiques affaiblis par des maladies antérieures, on voit souvent des abcès des épiphyses succéder à une ostéite de moyenne intensité.

L'intervention chirurgicale doit surtout tendre à prévenir cette terminaison. C'est pour cela que nous pensons qu'il ne faut point hésiter à appliquer les pointes de feu. Dans un cas semblable, nous avons vu M. Richet obtenir une guérison complète.

Observation. — L... (Léon), **22** ans, célibataire, tapissier, entre à l'Hôtel-Dieu, le 13 novembre 1872, dans le service de M. Richet, salle Sainte-Marthe, n° 79.

Pas d'antécédents héréditaires.

Antécédents personnels. — En mai 1867, c'est-à-dire cinq ans environ avant son entrée, il eut des attaques de haut mal, pour lesquelles il fut saigné. A peu près guéri au bout de trois mois, il garda toujours des troubles de l'intelligence.

Deux mois après cette maladie, abcès dans l'oreille droite, ayant laissé à sa suite une perte absolue de l'audition de ce côté.

Le 15 septembre de la même année, arrivant fatigué de l'Exposition, il est atteint d'une nouvelle attaque d'épilepsie. Rien depuis cette époque jusqu'au début de la maladie actuelle.

Le 29 août 1872, blennorrhagie. La nuit suivante, il éprouve une douleur vive dans le bras droit, sans que la vue montre aucun changement appréciable *loco dolenti*. Le lendemain, cette douleur se localise dans l'articulation de l'épaule, au point de faire croire à une *arthrite blennorrhagique.* — Chloroforme, baume tranquille.

Part pour la campagne, et, au bout de deux jours, l'affection uréthrale est tout à fait guérie.

Huit jours après, les douleurs du bras deviennent plus vives, persistent le jour et la nuit. (Le malade dit qu'elles étaient terribles.) Elles étaient exagérées par la pression, s'irradiaient dans le bras, la main et les doigts. Au-dessous de la clavicule et en arrière. au niveau de l'épine scapulaire, on rencontrait deux points douloureux. Cet état persista jusqu'au 1er novembre, et, pendant tout ce temps, il prit chaque jour une cuillerée à café de la solution suivante :

Iodure de potassium........	20 gr.
Sirop de morphine.........	āā 120 gr.
Eau..................	Id.

A l'extérieur, pendant huit jours, badigeonnage à la tein ture d'iode sur l'articulation douloureuse. Quelques jours plus tard, vésicatoire au même point.

Au bout de quelques jours, la douleur subit un déplacement; elle se fixe sur le coude. — Vésicatoire en ce point.

La tuméfaction du bras disparaît. — 12 sangsues, 6 à l'épaule, 6 au coude; vésicatoire morphiné sur l'articulation douloureuse.

La douleur est calmée; elle devient supportable et inter-
mittente.

Le malade revient à Paris le 1er novembre. (Bains russes.
Frictions au baume opodeldoch. Iodure de potassium à l'intérieur). A ce moment, le bras se déforme; le moignon de l'é-
paule s'aplatit comme dans la luxation sous-glénoïdienne.
La tête humérale est très-volumineuse.

Le 13 novembre, au moment de son entrée à l'hôpital, on
essaie l'électricité pour éprouver l'état des muscles du bras.
La machine employée n'était pas assez forte, et l'on ne put
rien obtenir. On prescrit le chloroforme pour calmer les douleurs.

Huit jours plus tard, le 21 novembre, M. Richet, prenant
possession de la chaire de clinique, essaie à son tour l'électricité avec M. Duchenne (de Boulogne). Le courant, porté directement sur le trajet des nerfs, cause une douleur très-vive,
mais ne peut produire aucun mouvement des muscles. La
douleur est toujours atroce, permanente. Il est un moment
question de pratiquer la résection de l'épaule.

10 décembre. On constate une légère amélioration dans
l'état du malade. M. Richet veut attendre encore avant de
recourir à la résection.

Le 14. On applique 8 pointes de feu au pourtour de l'acromion, de façon à atteindre non-seulement cette apophyse, mais
encore le col anatomique et le col chirurgical de l'humérus.
La quantité de sang perdu n'excède pas un demi-verre. Compresses froides.

Le 16 au soir. Érysipèle occupant l'épaule et s'étendant
jusqu'au bord droit du sternum. Fievre très-forte, grands fris-
sons. T. A. 40°. — Vomitif.

Le 17. T. A. 39,6. Même état.— Huile de ricin.

Le 18. T. A. 39,6. La rougeur persiste, mais elle est un
peu moins vive que la veille.— Vomitif.

Le 19. T. A. 38,2. Même état.— Eau de Sedlitz.

Le 21. T. A. 38,2.— Un peu d'amélioration. L'étendue de
la rougeur est moindre.— Huile de ricin.

Le 22. T. A. 37°. L'amélioration continue. La rougeur a
beaucoup diminué. La desquamation continue.

Le 23. T. A. 37. L'érysipèle est à peu près complètement
disparu, et ne peut plus donner lieu à aucune inquiétude. En
même temps, les douleurs deviennent intermittentes, et le

malade constate lui-même une amélioration dans son état général.

10 janvier. L'amélioration se continue. La tête humérale paraît toujours plus volumineuse qu'à l'état normal, et la pression y détermine une douleur très-vive.

Le 28. L'amélioration marche toujours, mais avec lenteur. Le moignon de l'épaule paraît déformé comme auparavant. A eu hier une douleur assez vive au niveau du coude. Cette douleur a persisté seulement pendant une heure.

10 février. Un peu de diminution de volume de la tête humérale.

Le 23. Le gonflement est à peine sensible. Plus de douleur même à la pression. Quelques mouvements du bras sont possibles. Sort de l'hôpital.

Depuis sa sortie, nous l'avons revu plusieurs fois; il est aujourd'hui guéri et travaille à son métier comme à l'ordinaire.

Si jamais la suppuration fut à redouter, c'était assurément chez ce malade.

Les antécédents scrofuleux étaient manifestes. Le périoste était très-probablement enflammé lui-même, et il n'est pas certain que l'acromion fût complétement indemne.

Tous les traitements palliatifs ont été pour ainsi dire employés : calmants, révulsifs cutanés, etc. On en vient à la cautérisation, et, malgré la complication qui suit l'ignipuncture, le malade guérit sans présenter ni suppuration, ni ankylose. Il faut donc, en des circonstances semblables, ne pas craindre d'y recourir. Nous sommes heureux, du reste, de voir cette opinion à peu près partagée par M. le professeur Gosselin.

« J'aurai à choisir ici entre les vésicatoires volants, les cautères et la cautérisation ponctive. Je n'ai pas une préférence absolue pour l'un ou l'autre de ces moyens, l'expérience ne m'ayant pas démontré jusqu'ici la supériorité des uns sur les autres. *Cependant la cautérisation ponctive est celui auquel je donnerai la préférence.* (Gosselin, *Clinique chirurgicale de l'hôpital de la Charité* t. I, p. 127.)

Nous arrivons donc à ces conclusions

1° Que l'ignipuncture ne peut rien dans l'ostéite épiphysaire aiguë, si ce n'est activer la cicatrisation de l'os, quand les abcès sont évacués ;

2° Que dans l'ostéite épiphysaire à marche lente, elle modifie avantageusement l'évolution de la maladie, et peut même permettre d'éviter la suppuration.

CHAPITRE VI.

DE L'IGNIPUNCTURE DANS LA THYROÏDITE AIGUE.

La thyroïdite aiguë est une affection relativement assez peu fréquente. La grande vascularité de la région qu'elle atteint, le peu de succès qu'ont les divers traitements contre elle en font une affection sérieuse, et prouvent qu'il ne faut négliger aucun des moyens propres à la combattre. Elle diffère des goîtres par sa nature et sa marche. Chelius ne voulait point qu'on la rangeât dans cette espèce nosologique : « La désignation de la tumeur inflammatoire du corps thyroïde (*cynanche thyreoidia*) sous le nom de goître inflammatoire est tout à fait impropre. C'est une phlegmasie qui a pour cause le refroidissement, le traumatisme, etc., et qui s'annonce par de la difficulté de la déglutition et de la respiration, un gonflement rapide du cou, en donnant lieu à des vertiges, des bourdonnements d'oreille, des épistaxis, etc. » (Chelius, *Handbuch der Chirurgie*, Bd. II, Abth. II, 1833.)

D'après Cruveilhier, elle aurait souvent une conséquence redoutable, la phlébite. (Cruveilhier, *Anat. path.*, t. II.)

Ajoutons à cela que les différents traitements employés contre elle sont le plus souvent de simples palliatifs. Si la thyroïdite n'amène pas fatalement une phlébite mortelle, elle persiste, malgré tout, en traînant après elle tout le cortége d'accidents presque insupportables qu'énumérait Chelius.

« Dans les hypertrophies inflammatoires du corps thyroïde, dit Brodie, je doute que l'opium et le calomel puissent être d'aucun secours. J'ai été dans un cas de ce genre, obligé de pratiquer la ligature de la thyroïdienne, et j'en ai obtenu un bon résultat. Cependant, je n'oserais conseiller d'agir de la sorte, avant d'avoir consulté les auteurs qui ont écrit sur cette matière. » (*The Lancet*, 1831-32, vol. II, page 314.)

Nous pensons donc que ce serait une véritable conquête pour la science, si l'on pouvait trouver le moyen d'enrayer une affection assez grave pour nécessiter la ligature de la thyroïdienne. L'ignipuncture n'a pas dit son dernier mot sur ce chapitre. On pourra, du reste, juger par l'observation suivante, que l'on est parfaitement autorisé à l'employer dans la thyroïdite aiguë.

Observation (personnelle). — Le nommé Pradal (Louis), distillateur, âgé de 36 ans, entre à l'hôpital des *Cliniques*, dans le service de M. Richet, le 3 janvier 1871. Rien à noter du côté des antécédents de famille ni des antécédents personnels.

Le 31 décembre 1871, en poussant avec énergie une voiture, il croit qu'il se trouve mal, éprouve des vertiges, des bourdonnements d'oreille, et, pour faire disparaître ces symptômes très-incommodants pour lui, il se passe de l'eau sur le visage.

Presque aussitôt il ressentit un frisson localisé dans la région antérieure du cou. En posant la main sur cette région, il constata une augmentation de volume. Sa femme, présente à ce moment, la reconnut à la vue, et remarqua en même temps qu'à ce niveau la peau était rouge et luisante.

État actuel (3 janvier 1872). Au moment de son entrée, la tuméfaction du cou existe toujours. Sa circonférence a augmenté de 7 cent. 1/2 (En temps ordinaire, la circonférence est chez lui de 40 cent.; il en mesure aujourd'hui 47 1/2). La peau est brûlante et très-rouge; la main perçoit des battements très-manifestes. La douleur est vive, lancinante; la marche est pénible. La déglutition et la respiration sont très-difficiles. En avant, la douleur s'irradie jusqu'à l'origine de l'appendice xiphoïde et dans le tiers supérieur du bras gauche; en arrière, dans toute la région postérieure du cou et jusqu'à la base de l'apophyse mastoïde.

Pas de fièvre.

Le 4. Saignée de 400 grammes. Cataplasme, onguent napolitain. Circonférence diminuée d'un centimètre. Tension, chaleur, rougeur moindres que la veille. Les battements ne sont plus sensibles. Dort pour la première fois depuis le début de la maladie.

Le 5. Se plaint de constipation. — Eau de Sedlitz, 1 litre; 4 selles.

Le 6. Eau de Sedlitz, 1 litre; 6 selles. Même état jusqu'au 14 janvier.

Le 14. Circonférence du cou, 45 cent.; par conséquent, diminution de 2 cent. depuis la première mensuration. —

Badigeonnage de collodion sur la base du cou. A l'intérieur, teinture d'iode, 2 gouttes dans un verre d'eau (Potion Brown-Sequard).

Le 20. Même état. Continuer le badigeonnage, 4 gouttes de teinture d'iode.

2 février. Même état. 6 gouttes de teinture d'iode.

Le 6. Circonférence de la gorge, $0^m,44$. Douleur presque disparue. Sort et reprend son travail.

Rentre à l'hôpital le 18 février. La tumeur est redevenue pulsative. Le malade sent lui-même les battements toutes les fois qu'il marche vite. Il se plaint en même temps de dyspnée, de palpitations, de vertiges, survenant sous l'influence d'un mouvement brusque ou d'une émotion même légère. Circonférence 44,5.

Le jour même de son entrée, on applique dans la tumeur cinq pointes de feu. Les orifices saignent un peu, mais la quantité de sang perdue n'excède par un verre. Collodion et ouate.

Le 20. Etat général bon. Pas de fièvre.

Le 2. On enlève l'appareil. Suppuration en très-faible quantité.

22 mars. Les trous se sont un peu élargis. Cataplasmes et glycérine.

Le 10. La cicatrisation des petites plaies est en bonne voie.

Le 18. La circonférence totale du cou ne mesure plus maintenant qu 42 centimètres. Plus de dyspnée ni de dysphagie. Les palpitations n'ont pas reparu. Pour activer la cicatrisation des piqûres, on fait une cautérisation superficielle au nitrate d'argent. Le malade demande son *exeat*.

Depuis sa sortie, nous avons eu l'occasion de revoir ce malade trois fois, la dernière fois le 15 avril 1873. A cette époque, la circonférence de la gorge était de 41 cent. 5. L'état général était bon. Les mouvements de la tête assez libres pour que l'infirmité ne pût être remarquée par personne.

Le malade, qui avait eu l'occasion de revoir plusieurs fois M. Richet depuis sa sortie de l'hôpital, ne voulait point recommencer un traitement pour une incommodité qu'il regardait, disait-il, comme désormais insignifiante.

En interrogeant nos souvenirs, nous pourrions,

à cette observation, en joindre une seconde tout aussi concluante. Il s'agissait d'un ecclésiastique de campagne, atteint d'une thyroïdite de cause traumatique. Ce pieux curé avait entonné le *Gloria* avec une telle ferveur, qu'il put à peine terminer son office, arrêté par une tuméfaction instantanée du cou, par de la dyspnée, des troubles de la vision et de l'audition, voire même par une frayeur parfaitement explicable. L'ignipuncture, appliquée méthodiquement, amena une guérison rapide.

Nous n'oserions affirmer, sans aucun doute, que le mode de traitement employé dans ces deux circonstances fut la cause unique, essentielle, si l'on peut s'exprimer de la sorte, de ces deux guérisons. Mais quelle autre méthode de traitement pourrait revendiquer un succès moins contestable?

Ce n'est ni la méthode antiphlogistique, ni la dérivation pratiquée sur le tube digestif. Quant à la ligature artérielle, nous n'en parlons que pour mémoire. Indépendamment des difficultés dont le manuel opératoire est entouré, elle présente ici les mêmes chances d'insuccès que pour toutes les autres artères d'un certain volume. C'est donc une ressource qu'il ne faut mettre en usage qu'en dernier lieu, lorsque toutes les autres, y compris l'ignipuncture, auront été infructueuses. On procède, d'ailleurs, d'après ce principe, dans le traitement des anévrysmes artériels, et pourtant son efficacité, dans ces cas, est beaucoup mieux prouvée qu'elle ne l'est dans la thyroïdite aiguë.

CHAPITRE V.

DE L'IGNIPUNCTURE DANS L'ALLONGEMENT HYPERTROPHIQUE DU COL UTÉRIN.

L'allongement hypertrophique du col de l'utérus, bien étudié par M. Huguier, dans son mémoire de 1859, présente plus d'un point de similitude avec les affections dont nous avons parlé jusqu'ici. Sa nature essentiellement chronique, l'obstination avec laquelle il résiste à tous les traitements, en font une maladie tellè que l'on ne saurait redouter de se servir contre elle d'un traitement énergique. L'idée d'employer la cautérisation dans ces sortes d'affections n'est pas nouvelle; Simpson, Bennett, Ch. Vest, et surtout M. le professeur Courty, l'ont préconisée. Nous n'avons point à nous occuper des avantages de ce mode de traitement; ce que nous essayerons d'établir, c'est que si l'on traite l'hypertrophie du col par les caustiques, il faudra recourir de préférence à l'ignipuncture.

Évidemment, si la maladie est arrivée à un degré assez élevé pour réclamer l'amputation, il en sera de la cautérisation comme des autres moyens palliatifs, on ne devra point espérer d'elle une guérison que l'extirpation de l'organe hypertrophié pourra seule procurer désormais; mais ne devra-t-on rien faire pour enrayer l'affection dans sa marche? Faudra-t-il se borner à une attitude purement expectante, sauf à amputer plus tard, lorsque la

Trapenard   5.

maladie, supportable au début, sera passée à l'état d'infirmité réelle? Nous ne le pensons pas.

« Les principales indications du traitement de l'hypertrophie générale de l'utérus, se représentent, dit M. Courty, dans l'élongation hypertrophique du col.

« Opérer la déplétion de l'organe s'il y a des traces d'inflammation et de congestion ; réveiller la faculté d'absorption par des fondants à l'extérieur, des préparations mercurielles, des bromures, des iodures et par des moyens généraux s'adressant plus directement encore au mouvement nutritif : le régime de la diète sévère, le traitement arabique, la sudation, l'hydrothérapie. J'associe à ces moyens généraux des moyens locaux énergiques, destinés à imprimer à la vie propre de l'organe une direction nouvelle, et à y mettre en jeu la faculté de résorption en quelque sorte étouffée par l'hypertrophie. L'emploi de ces moyens est d'autant mieux justifié, que l'hypertrophie du col est souvent due à des conditions pathologiques toutes locales, consécutives à des états morbides qui ont pu être généraux, mais qui n'ont laissé d'eux-mêmes qu'un résultat limité à la partie malade. »

Le même auteur n'est pas sans avoir entrevu les avantages de l'ignipuncture : « Tantôt, dit-il, je fais des cautérisations plus ou moins profondes, et j'y introduis le perchlorure de fer, ou j'y applique des pointes de feu. »

Cependant, il ne conseille point ce moyen comme préférable aux autres. La cautérisation, par un jet de gaz enflammé, doit occuper, selon lui, le premier rang. Malgré tout le respect que nous avons pour le savant professeur de Montpellier, nous ne partageons pas tout à fait sa manière de voir. Tous les avantages que présente la cautérisation par un jet de gaz enflammé, l'ignipuncture les offre au même degré. Par elle, en effet, on peut donner à la cautérisation la profondeur voulue. On peut lui donner également toute l'étendue que comporte la lésion en multipliant les pointes de feu. Quant au point où doit être exactement appliqué le caustique, il est aussi facile de l'atteindre avec un instrument solide qu'avec un jet de gaz dont un faux mouvement peut dévier singulièrement la direction. Nous n'avons ici aucun des inconvénients du cautère actuel ni des cautères potentiels. Nous donnons à notre cautérisation la profondeur voulue, et nous ne sommes point exposés à ce que le caustique, se répandant sur les parties saines, aille produire au loin une escharification complètement inutile. En outre, la cautérisation par le jet de gaz enflammé ne peut pas être dirigée convenablement dans la cavité cervicale. Il est impossible de modifier à souhait sa direction constamment rectiligne. M. Courty, dans ses considérations générales sur les caustiques, reconnaît ce fait. Il avoue que, lorsqu'il s'agit de la cavité du col, la cautérisation par un jet de gaz ne saurait valoir le cautère *en bec d'oiseau*. Le même reproche ne peut s'adresser à l'ignipuncture. Sa tige, avec laquelle on la pratique, est flexible; elle peut supporter des courbures de rayons très-diffé-

rents, et il n'est pas un seul point de la cavité cervicale que l'on ne puisse atteindre avec elle.

Une autre raison nous la fait préférer encore à la
cautérisation par le gaz enflammé : c'est que, pour
pratiquer cette dernière, il faut un appareil spécial.
Cette question n'en est pas une, sans doute, dans la
pratique nosocomiale. Dans les services de maladies
de femmes, on a facilement sous la main tous les
instruments nécessaires au gynécologiste. Mais
autre chose est la pratique hospitalière et la pratique privée. Il est absolument impossible au médecin
des campagnes, ou même des villes, d'avoir à sa
disposition tout l'arsenal de la chirurgie contempo-
raine. Pourquoi alors l'obliger de placer dans sa
trousse un instrument, simple sans doute, mais
dont l'usage nécessite la possession d'un gaz in-
flammable, tandis qu'il pourrait obtenir les mêmes
résultats avec une simple aiguille à ignipuncture?

Nous regrettons donc que ce moyen thérapeutique d'une application si facile ne soit point encore
entré dans la pratique, et nous espérons que le jour
viendra où l'on aura recours à lui, dans tous les cas
d'allongement hypertrophique du col utérin dans
lesquels la cautérisation est indiquée.

CHAPITRE VIII.

DE L'IGNIPUNCTURE DANS LES ENGORGEMENTS GANGLIONNAIRES CHRONIQUES.

M. S..., âgé de 35 ans, tourneur en cuivre. Pas d'antécédents de famille.

Antécédents personnels. — Quelques manifestations strumeuses rendant l'enfance (gourmes). Blennorrhagie à l'âge de 23 ans. A 29 ans, bronchite de nature suspecte. Ces diverses maladies n'ont pourtant pas eu de suites inquiétantes.

Il entre à l'hôpital Saint-Louis, dans le service de M. Tillaux, le 15 juillet 1872, pour une tumeur ganglionnaire de l'aîne gauche. Cette tumeur a débuté il y a trois ans sans cause connue. Depuis ce moment, jusqu'à ce jour, elle s'est constamment accrue. Elle présente à peu près la grosseur d'un œuf de poule. Pendant ce temps, elle a toujours été entièrement indolente. Les topiques différents que l'on a mis en usage contre elle n'ont pu enrayer sa marche. Elle est mobile sous les téguments, ne paraît avoir contracté aucune adhérence avec les tissus sous-jacents. M. Tillaux pose le diagnostic : Tumeur hypertrophique de nature strumeuse (lymphôme scrofuleux).

Après avoir essayé inutilement l'iodure de potassium *intus et extra* pendant un mois, il dut se décider à intervenir chirurgicalement. Comme la présence des gros troncs nerveux et vasculaires de la région rendait l'extirpation dangereuse, il résolut de pratiquer l'ignipuncture. En effet, le 16 août 1872, six pointes de feu furent plongées dans la tumeur. *On eut soin de ne pas la dépasser en profondeur, pour éviter la lésion des organes importants qui auraient pu se trouver immédiatement au-dessus d'elle.*

Le lendemain, on constate, aux points d'application du cautère, la présence de petites eschares noirâtres. La tuméfaction des ganglions est un peu augmentée.

Le jour suivant, diminution de volume des ganglions.

Le 6e jour, la tuméfaction a disparu en partie, et il ne reste plus dans l'aîne malade que quelques points suppurants correspondant aux eschares éliminées.

Le 10e jour, la régression dans les ganglions engorgés est complète, mais la suppuration n'est pas tout à fait tarie.

Le 15e jour, guérison parfaite. Il ne reste d'autres traces de la maladie que les petites cicatrices laissées par la chute des leschares.

Nous n'avons pu compléter notre observation par un examen microscopique qui révélât la nature de la lésion. Était-ce une simple hypertrophie ou une tumeur remplie de matière caséeuse? La guérison a rendu cette question absolument insoluble. Nous penchons cependant vers la première hypothèse. Le malade n'avait ni tubercules de l'épididyme, ni signes sthéthoscopiques annonçant la présence de tuberculisation pulmonaire. Il n'était nullement amaigri ; et, en l'interrogeant avec soin, on n'a pu arriver à constater l'existence d'hémoptysies antérieures. Si maintenant nous voulons tirer une déduction de l'ensemble des symptômes locaux, elle sera conforme en tout point à ce que nous venons de dire. La tumeur était dure et non fluctuante. Sa consistance n'avait point varié depuis son origine. Son apparition n'avait coïncidé avec aucun trouble de la santé générale. Nous sommes donc en droit de conclure que le diagnostic de M. Tillaux était exact : on avait eu affaire à une simple hypertrophie ganglionnaire.

Comment l'ignipuncture a-t-elle agi? Ici, malheureusement, nous serons obligé de nous contenter d'une simple hypothèse ; car l'observation directe ne nous fournit que des résultats négatifs C'est tout au plus si elle ajoute une probabilité au diagnostic que nous avons posé. Nous savons, en effet, qu'elle n'agit point uniquement en évacuant le contenu de la tumeur. Il n'y eut qu'une suppuration peu abondante, et l'on ne rencontra nulle trace de bourbillons caséiformes, ni sur les linges qui servaient au pansement, ni à la surface des petites ulcérations ayant succédé à l'élimination des eschares.

Est-ce à la rétraction des cicatrices qu'il convient de rapporter le succès? Pas davantage. La cicatrisation commençait à peine le dixième jour, et déjà la tuméfaction avait disparu. Nous croyons qu'il faut chercher l'origine de l'heureux effet produit dans la modification profonde apportée par le cautère dans la nutrition des tissus malades. Par suite de la suractivité de cette fonction, les produits pathologiques de néo-formation ont subi une résorption presque immédiate, et l'inflammation déterminée par le procédé n'avait pas encore parcouru complètement son évolution normale, que déjà toute trace de tuméfaction avait disparu.

CHAPITRE IX.

DE L'IGNIPUNCTURE DANS L'ACNÉ HYPERTROPHIQUE.

Nous avons vu les bons effets produits par l'ignipuncture dans les engorgements ganglionnaires; son action dans l'acné hypertrophique est toute différente. « Cette affection consiste en une série de tumeurs rouges, violacées, accompagnées d'une acné sébacée, fluente, qui donne aux parties malades un aspect luisant et onctueux. » (V. Hardy, *Leçons sur les maladies de la peau*, p. 112, Paris 1858). L'hypertrophie est la conséquence d'une succession de fluxions sanguines, plus ou moins fortes. L'igni- puncture guérit cette affection sans intervenir dans la nutrition des tissus ; elle a un effet purement mécanique. Les piqûres se cicatrisent et amènent, par suite de leur rétraction, une diminution de vo- lume de tout l'organe affecté. La conséquce logique de ce mode d'action, c'est qu'une seule cautérisa- tion est insuffisante, et qu'il faut appliquer avec persévérance les pointes de feu pour obtenir la guérison complète. L'expérience, d'ailleurs, nous prouve que les choses se passent bien ainsi, et l'ob- servation suivante, que nous avons recueillie dans le service de M. Hardy, est le meilleur argument que l'on puisse apporter à l'appui de cette opinion.

Observation. — Armand (Jean), âgé de 50 ans, est admis le 27 mai à l'hôpital Saint-Louis, salle Saint-Jean, n° 42, service de M. Hardy, pour une augmentation de volume de tout le nez, produite par un acné hypertrophique.

Le développement du lobule était assez considérable pour faire craindre qu'au bout d'un certain temps, il ne vînt se placer au-devant de la commissure buccale et gêner l'alimen- tation et la respiration.

M. Hardy proposa de porter le feu à l'intérieur même du nez hypertrophié, afin de déterminer d'abord de la suppura- tion et dans la suite une rétraction cicatricielle. En consé- quence, on appliqua douze pointes de feu du côté droit du nez, après avoir chloroformé le malade.

Quinze jours plus tard, les piqûres étaient à peu près cica- trisées, et le volume avait diminué de ce côté. On pratiqua à gauche la même opération, même succès.

De quinze en quinze jours, on recommence les applications de l'ignipuncture alternativement d'un côté et de l'autre. Le

succès fut à près complet et le nez reprit sa forme ordinaire,
après six applications du cautère.

Il n'est pas possible d'attribuer le succès uniquement à la perte de substance occasionnée par
l'élimination des petites eschares superficielles.
Celle-ci vient en aide à la rétraction cicatricielle,
sans doute, mais elle est trop peu considérable pour
expliquer les bons effets obtenus.

Le manuel opératoire diffère notablement dans
ce cas de celui dont on fait usage dans les affections
articulaires ou osseuses. Les cartilages qui forment
la charpente du nez sont parfaitement sains ; il faut
bien se garder de pratiquer sur eux une cautérisation qui ne pourrait que leur être nuisible. On
enfoncera donc l'aiguille seulement de quelques
millimètres. En outre, le bon sens indique claire-
met que le trajet qu'elle doit parcourir dans le
tissu induré varie suivant le degré d'hypertrophie.
En effet, la position du squelette cartilagineux du
nez demeure invariable, tandis que le volume des
parties molles qui le recouvrent diminue de jour en
jour. Quand on traite l'acné hypertrophique par des
pointes de feu, il faut avoir ces considérations pré-
sentes à l'esprit, autrement on risquerait d'avoir un
insuccès, ou tout au moins un succès incomplet.

CHAPITRE X.

DE L'IGNIPUNCTURE DANS LES TUBERCULES DU TESTICULE.

Nous serions heureux de pouvoir affirmer que l'ignipuncture est une ressource thérapeutique très-puissante dans la tuberculisation de l'appareil génital, malheureusement elle n'agit point de la sorte : elle est simplement évacuatrice.

Nous avons vu, en effet, plusieurs fois M. Verneuil traiter des testicules tuberculeux par les aiguilles incandescentes, entre autres sur un jeune homme de 20 ans, dont nous avons recueilli l'observation à l'une de ses cliniques. Ce malade, couché salle Saint-Louis, n° 34, à l'hôpital de la Pitié, avait le testicule gauche dur, engorgé et volumineux, le droit étant sain. Le professeur pratiqua l'ignipuncture, et le malade guérit. Le moment où cette opération fut pratiquée ne laisse point de doute sur son but. Il s'agissait de donner issue soit au pus, soit à la matière caséeuse ayant pris la place de la glande. Si l'on eût opéré plus tôt, au moment où les tubercules n'avaient pas encore subi même un commencement de régression, eût-on pu espérer un succès ? Nous en doutons : le tubercule de l'épididyme n'est que la localisation d'une diathèse, et pour guérir la glande malade, la première indication à remplir c'est de combattre cette diathèse. Nous ne serons certes point assez osé pour prétendre que l'ignipuncture peut influer d'une manière quelconque sur une cachexie dont la nature et le traitement sont si loin d'être connus. D'ailleurs ce n'est point l'ignipuncture seulement qu'il faudrait étudier à ce point de vue, mais la cautérisation en général, et nous savons trop que toutes les tentatives faites dans cette voie ont été absolument infructueuses.

CHAPITRE XI.

DE L'IGNIPUNCTURE DANS LES TUMEURS VASCULAIRES SANGUINES.

C'est pour une tumeur de ce genre que M. Richet employa tout d'abord l'ignipuncture, nous avons vu plus haut quel résultat il obtint. S'il l'eût considéré comme un spécifique applicable seulement dans ces cas, il eût abandonné immédiatement son procédé sans y attacher l'intérêt qu'il méritait. Nous voyons ici l'importance capitale des circonstances sur les découvertes de toute nature. Un nouveau mode de traitement est mis en usage et ne donne aucun résultat. Si ce moyen est bon en lui-même, si l'expérimentateur est actif et intelligent, les expériences seront répétées et variées ; le plus souvent cette persévérance courageuse aura pour résultat de fournir à la thérapeutique une arme nouvelle. Éverard Home avait presque pratiqué l'ignipuncture. Il avait eu, comme M. Richet, l'idée de traiter une tumeur anévrysmale par une aiguille métallique portée à une haute température

(*Philosophical Transactions*, 1826, vol. 116, part. iii, p. 189). La seule différence entre le *Manuel opératoire du chirurgien anglais* et celui de M. Richet, consiste dans la manière de chauffer l'aiguille. Éverard Home l'introduisait d'abord dans le sac anévrysmal et portait ensuite au rouge l'extrémité restée libre. Il espérait trouver dans le calorique un agent très-actif de coagulation. A quoi a servi cette expérience? A nous montrer uniquement que l'ignipuncture ne peut rien contre les anévrysmes. Dans un cas à peu près semblable, M. Richet agit de la même manière; même insuccès. Loin de se laisser décourager, il étudia aussitôt l'action physiologique de l'ignipuncture sur les tissus; il comprit les résultats favorables qu'elle pourrait amener au sein d'organes profondément altérés par la maladie. Ces expériences n'ont pas donné lieu, comme celle de Home, à une conséquence purement négative. Et, grâce à lui, la thérapeutique chirurgicale n'est plus si pauvre pour tout ce qui concerne les tumeurs blanches. De ce que nous venons de dire, il résulte que l'ignipuncture est impuissante pour combattre les anévrysmes. La chaleur produit, sans aucun doute, la coagulation du sang; mais, pour la faire intervenir avec quelque chance de succès, il faudrait remplir deux conditions à peu près irréalisables.

1° Son action doit porter directement sur le contenu des cavités dont on veut obtenir l'oblitération.

2° Il faut agir avec énergie et pendant un temps

relativement long. L'aiguille à ignipuncture, fine, bonne conductrice de la chaleur, se met presque immédiatement à la même température que le sang qui l'environne, et ne peut produire de caillots. Pour atteindre le but qu'on se propose, il faudrait prendre plusieurs aiguilles ; ce serait multiplier les piqûres et, par cela même, les chances d'hémorrhagie. Si, maintenant, on veut maintenir la température élevée pendant quelques minutes, une autre difficulté se présente : il faut immobiliser les aiguilles. On conçoit, en effet, que le moindre mouvement qu'elles pourraient décrire augmenterait l'étendue de la plaie des tuniques du sac. Une hémorrhagie foudroyante pourrait survenir, absolument comme si l'on pratiquait une ponction avec la lancette. Nous comprendrions, à la rigueur, qu'on employât l'ignipuncture contre les anévrysmes, si l'on n'avait pas d'autres moyens à sa disposition ; mais, dans l'état actuel de la science, ce serait, à coup sur, une grave imprudence de s'y arrêter.

Dans les varices, les mêmes considérations s'opposent à son emploi. Si elles nécessitent absolument un traitement actif, nous préférerions agir comme nous avons vu M. Richet le faire en pareil cas : injecter dans les veines variqueuses une solution titrée de perchlorure de fer, et nous opposer ensuite à la migration des caillots (1). Un autre

______

(1) Nous avons vu un jeune homme du service de M. Richet affecté d'une suite de tumeurs variqueuses du thorax et de la partie supérieure du bras droit. On pratiqua une ponction capillaire. Le

danger de l'ignipuncture, dans ces cas, c'est le développement d'une phlébite qui pourrait entraîner les plus graves conséquences.

Nous concluons donc que, dans toutes les tumeurs vasculaires sanguines, l'ignipuncture est un mauvais moyen et qu'il faut bien se garder de l'employer.

sang fut recueilli dans un verre de montre, et l'on chercha expérimentalement la quantité de perchlorure de fer et d'eau nécessaires pour le coaguler. On injecta ensuite la solution de ce sel dans la tumeur, en tenant compte des proportions précédemment déterminées. Pour éviter la formation d'embolies, on eut soin de comprimer, par un anneau rigide, qui en circonscrivait exactement le pourtour, la partie dans laquelle on avait injecté le perchlorure de fer.

TABLE DES MATIERES.

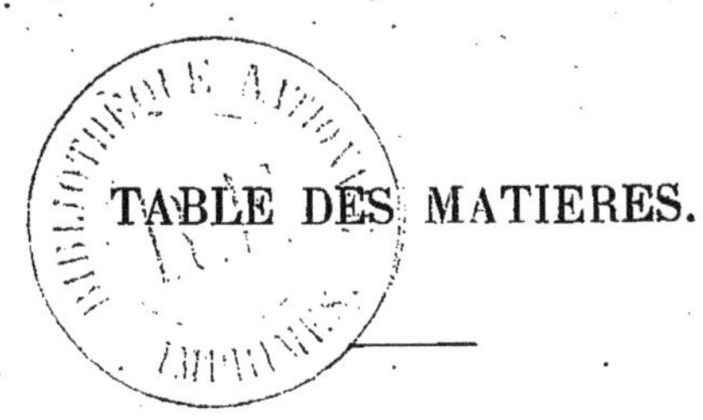

Paris. A. PARENT, imprimeur de la Faculté de Médecine, rue M.-le-Prince, 31.

9 782329 161778